Fotobiomodulação com *Laser* e LED em Uroginecologia e Proctologia

Da Evidência à Prática Clínica

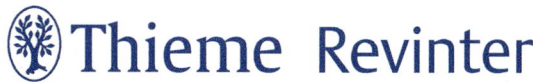

Fotobiomodulação com *Laser* e LED em Uroginecologia e Proctologia

Da Evidência à Prática Clínica

Juliana Lenzi
Fisioterapeuta (UNIP)
Mestre e Doutoranda pelo Departamento de Clínica Médica da Universidade de Campinas (Unicamp)
Especialista em Fisioterapia Aplicada à Saúde da Mulher (ABRAFISM/COFFITO), Oncologia (ABFO/COFFITO) e Bioquímica
Autora do Livro *Eletrotermofototerapia em Oncologia*, Editora Thieme Revinter

Laura Rezende
Fisioterapeuta pela Pontifícia Universidade Católica de Campinas (PUC-Campinas)
Especialista em Fisioterapia Aplicada à Saúde da Mulher CAISM/Unicamp e ABRAFISM/COFFITO
Mestre e Doutora pelo Departamento de Tocoginecologia, pela Faculdade de Ciências Médicas da Universidade Estadual de Campinas (Unicamp)
Pós-Doutora pelo Programa de Pós-Graduação em Ginecologia, Obstetrícia e Mastologia, da Faculdade de Medicina de Botucatu/ Universidade Estadual Paulista (UNESP)
Docente Concursada do Curso de Graduação em Fisioterapia, e Pró-Reitora de Pós-Graduação e Pesquisa do Centro Universitário das Faculdades Associadas (UNIFAE) – São João da Boa Vista, SP
Autora dos livros *Manual de Condutas e Práticas Fisioterapeutas no Câncer de Mama da Associação Brasileira de Fisioterapia em Oncologia (ABFO)* e *Eletrotermofototerapia em Oncologia*, ambos da Editora Thieme Revinter

Thieme
Rio de Janeiro • Stuttgart • New York • Delhi

Dados Internacionais de Catalogação na Publicação (CIP)

L575f

Lenzi, Juliana
  Fotobiomodulação com Laser e LED em Uroginecologia e Proctologia: Da Evidência à Prática Clínica / Juliana Lenzi & Laura Rezende – 1. Ed. – Rio de Janeiro – RJ: Thieme Revinter Publicações, 2021.

  178 p.: il; 16 x 23 cm.
  Inclui Índice Remissivo e Bibliografia
  ISBN 978-65-5572-062-4
  eISBN 978-65-5572-060-0

  1. Fotobiomodulação. 2. Uroginecologia. 3. Proctologia. I. Rezende, Laura. II. Título.

  CDD: 618.1
  CDU: 621.375.8

Contato com as autoras:
Instagram: eletroemonco
e-mail: eletroemonco@gmail.com
Website: http://www.eletroemonco.com.br

© 2021 Thieme. All rights reserved.

Thieme Revinter Publicações Ltda.
Rua do Matoso, 170
Rio de Janeiro, RJ
CEP 20270-135, Brasil
http://www.ThiemeRevinter.com.br

Thieme USA
http://www.thieme.com

Capa: © Thieme
Créditos Imagem da Capa: Closeup of a plasma © rawpixel/br.freepik.com

Impresso no Brasil por Forma Certa Gráfica Digital Ltda.
5 4 3 2 1
ISBN 978-65-5572-062-4

Também disponível como eBook:
eISBN 978-65-5572-060-0

Nota: O conhecimento médico está em constante evolução. À medida que a pesquisa e a experiência clínica ampliam o nosso saber, pode ser necessário alterar os métodos de tratamento e medicação. Os autores e editores deste material consultaram fontes tidas como confiáveis, a fim de fornecer informações completas e de acordo com os padrões aceitos no momento da publicação. No entanto, em vista da possibilidade de erro humano por parte dos autores, dos editores ou da casa editorial que traz à luz este trabalho, ou ainda de alterações no conhecimento médico, nem os autores, nem os editores, nem a casa editorial, nem qualquer outra parte que se tenha envolvido na elaboração deste material garantem que as informações aqui contidas sejam totalmente precisas ou completas; tampouco se responsabilizam por quaisquer erros ou omissões ou pelos resultados obtidos em consequência do uso de tais informações. É aconselhável que os leitores confirmem em outras fontes as informações aqui contidas. Sugere-se, por exemplo, que verifiquem a bula de cada medicamento que pretendam administrar, a fim de certificar-se de que as informações contidas nesta publicação são precisas e de que não houve mudanças na dose recomendada ou nas contraindicações. Esta recomendação é especialmente importante no caso de medicamentos novos ou pouco utilizados. Alguns dos nomes de produtos, patentes e design a que nos referimos neste livro são, na verdade, marcas registradas ou nomes protegidos pela legislação referente à propriedade intelectual, ainda que nem sempre o texto faça menção específica a esse fato. Portanto, a ocorrência de um nome sem a designação de sua propriedade não deve ser interpretada como uma indicação, por parte da editora, de que ele se encontra em domínio público.

Todos os direitos reservados. Nenhuma parte desta publicação poderá ser reproduzida ou transmitida por nenhum meio, impresso, eletrônico ou mecânico, incluindo fotocópia, gravação ou qualquer outro tipo de sistema de armazenamento e transmissão de informação, sem prévia autorização por escrito.

DEDICATÓRIA

Dedico este livro...
Ao meu marido Ricardo e aos meus filhos Ricardo e Eduardo.
Ao meu pai (*in memoriam*) e à minha mãe.

Laura Rezende

Dedico este livro ao meu filho Lucas, à minha afilhada Marina e aos meus sobrinhos Giovanna, Isabella e Gustavo.

Juliana Lenzi

DEDICATORIA

AGRADECIMENTOS

Mais uma vez estou aqui para agradecer àqueles que me apoiam nos momentos de ausência e de dificuldades, sempre me encorajando a continuar trilhando o caminho da eficiência técnica e do trabalho contínuo.

Meu eterno agradecimento a meu marido Ricardo, meu exemplo de estudo diário, persistência pela excelência e ética profissionais, e meu apoio diário para que minhas aulas, meus cursos, meus livros... meus sonhos pudessem se tornar realidade!

Muito obrigada aos meus pais, Ivanhoé e Maria Teresa, que nunca mediram esforços para que eu pudesse chegar até aqui. Sempre me ensinaram o valor do estudo e do trabalho como forma de transformação da sociedade. Obrigada por cuidarem de mim quando tudo parecia escuro e por estarem sempre com os meninos nas minhas ausências. Obrigada à minha irmã, Mariana, que sempre foi um ponto de equilíbrio ao redor das minhas instabilidades. Minha gratidão pela irmã tão presente e tão especial que você é! Meu muito obrigada às três crianças que fazem a alegria dos meus dias, meus filhos, Ricardo e Eduardo, e minha sobrinha, Julia!

Agradeço à UNIFAE, que me deu todas as oportunidades profissionais. Agradeço cada aluno, cada organizador dos nossos cursos, cada amigo, cada paciente, e todos os meus familiares.

E, por último, um agradecimento àquela amiga que comigo compartilha a Eletro em Onco... Ju, tão bom ter uma parceira como você... sempre íntegra, animada, dedicada, determinada. Obrigada por todos esses momentos e pela sua amizade incondicional!

Laura Rezende

Agradeço ao meu filho, Lucas, pela compreensão nos períodos de ausência e por juntos comemorarmos cada conquista. À minha mãe, meu eterno agradecimento por tudo que representa, sua força é contagiante e seu amor transborda. Ao meu pai por todos os ensinamentos que ainda hoje norteiam meus princípios. Aos meus irmãos, agradeço pela parceria, o apoio, o amor. À Laura, minha eterna admiração, pela pessoa que você é. Obrigada pelos momentos que a Eletro em Onco nos proporciona. Obrigada por me ensinar todos os dias, mas, principalmente, obrigada pelo que você representa na minha vida – amizade incondicional.

Ao querido Dr. José Carlos Torres, pelos ensinamentos e confiança, e ao Prof. Dr. André Sasse, por me guiar na trajetória acadêmica. E gostaria, ainda, de agradecer a cada colaborador pela dedicação a este sonho. Por último e não menos importante, aos meus pacientes e alunos que me inspiram a cada dia.

Juliana Lenzi

APRESENTAÇÃO

Este é o primeiro livro publicado sobre o uso da fotobiomodulação (FBM) com *laser* e com LED nas disfunções uroginecológicas e proctológicas no Brasil e no mundo. O significativo avanço sobre o conhecimento e a aplicação da FBM nas diversas disfunções, associado à experiência na prática clínica e à necessidade de reabilitação dos pacientes na área de saúde da mulher, saúde pélvica, dermatofuncional e oncologia, foi o grande motivador para o desenvolvimento deste livro.

O uso correto da FBM pode trazer, para disfunções da região pélvica, grandes benefícios na reabilitação funcional e na recuperação da qualidade de vida do paciente, podendo ser aplicada com sucesso em complicações como edema e linfedema pélvico, algias uroginecológicas, anorretais e pós-operatórias, estenose vaginal, radiodermite, fibrose radioinduzida, mucosite, episiotomia e lacerações, disfunções sexuais, síndrome geniturinária e desordens musculoesqueléticas do complexo lombopélvico-quadril.

Este livro ensina ao fisioterapeuta os mecanismos básicos da ação celular e da utilização da FBM, a correta forma de classificar e avaliar cada uma das complicações e os parâmetros adequados para que os melhores resultados terapêuticos sejam alcançados.

PREFÁCIO

Quando, em 1964, os princípios da fotobiomodulação começaram a ser observados, o cientista húngaro, Endre Mester, esperava contribuir para a cura do câncer. Ainda que essa meta não tenha sido atingida, seus achados abriram portas para significativa melhora na qualidade de vida não só de pacientes oncológicas, como também em diversas áreas. De lá para cá são 56 anos de evolução na utilização da luz como recurso terapêutico e, nessa obra audaciosa, Juliana Lenzi e Laura Rezende convidam-nos a navegar por esses temas, tão atuais e tão presentes na prática clínica dos fisioterapeutas.

Nos capítulos iniciais, as autoras e seus convidados, alguns deles verdadeiras referências nacionais, apresentam em profundidade os fundamentos básicos da utilização da fotobiomodulação, desde aspectos de histologia, biofísica e bioquímica, seu mecanismo de ação e, finalmente, suas possibilidades terapêuticas. As propriedades óticas, os efeitos moleculares, celulares e teciduais são apresentados de maneira didática, com ilustrações ricas, deixando claro que nós, fisioterapeutas, não podemos deixar de lado esse recurso tão valioso, mas ainda tão pouco explorado.

A fotobiomodulação veio para ficar, e as autoras, sempre respaldadas pela literatura científica, vão apresentando ao leitor suas possibilidades e trazendo um pouco da experiência clínica por elas adquirida por meio da atuação prática nas áreas de Saúde da Mulher e Oncologia. Além disso, a obra nos apresenta como esse recurso pode ser útil ao fisioterapeuta que atua junto às áreas de Obstetrícia, Proctologia, Uroginecolgia, enfim, disfunções do assoalho pélvico em geral, incluindo as disfunções sexuais e algias ortopédicas.

O livro de Juliana Lenzi e Laura Rezende traz isso tudo e muito mais. Convida-nos a nos modernizarmos, ampliarmos nossos horizontes como fisioterapeutas e, sem dúvida, servirá como fonte de inspiração para profissionais e pesquisadores interessados em fazer da luz um recurso em saúde, tratamento e qualidade de vida.

Andrea de Andrade Marques
Fisioterapeuta, Mestre e Doutora pela Faculdade de Ciências Médicas da
Universidade Estadual de Campinas (Unicamp) e
Pós-Doutora pela Universidade da British Columbia (UBC), Canadá

COLABORADORES

ANDRÉ ALMEIDA SCHENKA
Médico pela Universidade Estadual de Campinas (Unicamp)
Residência Médica em Patologia na Unicamp, credenciada pelo MEC
Título de Especialista em Anatomia Patológica pela Sociedade Brasileira de Patologia (SBP)
Fellowship em Hematopatologia pelo Hôpital Purpan, Université Paul Sabatier – Toulouse, França
Doutor em Anatomia Patológica pela Unicamp
Pós-Doutor em Farmacologia do Câncer pelo AC Camargo Cancer Center, SP
Pós-Doutor em Patologia Toxicológica pelo CiToxLAB – Safety and Health Research Laboratories, França
Médico Anatomopatologista do Departamento de Anatomia Patológica da
Faculdade de Ciências Médicas da Unicamp
Professor Doutor do Departamento de Farmacologia da Faculdade de Ciências Médicas da Unicamp

CLAUDIA FRATTA
Fisioterapia pela Universidade Paulista (UNIP)
Especialista em Saúde da Mulher pela Associação Brasileira de Fisioterapia em
Saúde da Mulher (ABRAFISM)
Mestre em Saúde pelo Programa de Assistência ao Paciente Oncológico da Universidade
Estadual de Campinas (Unicamp).
Colaboradora/Pesquisadora do Ambulatório de Fisiologia Anorretal do Gastrocentro da Unicamp

GUSTAVO ROCHA ZENUN
Médico pela Uninove
Residência Médica em Patologia no AC Camargo Cancer Center, SP Credenciado pelo MEC
Título de Especialista em Anatomia Patológica pela Sociedade Brasileira de Patologia (SBP)
Estágio em Patologia Cirúrgica, Patologia Ginecológica e Imunoistoquímica no Instituto
Português de Oncologia (IPO), Lisboa
Título de Especialista em Patologia pela Sociedade Brasileira de Patologia (SBP)

MARCELA GRIGOL BARDIN
Graduada em Fisioterapia pela Universidade Federal de São Paulo (Unifesp)
Especializada em Fisioterapia Aplicada à Saúde da Mulher pelo CAISM da
Universidade Estadual de Campinas (Unicamp)
Mestre em Tocoginecologia pela Faculdade de Ciências Médicas
Professora Adjunta na Universidade de Pinhal (UniPinhal) e na Universidade Metodista de
Piracicaba (Unimep)
Doutora em Tocoginecologia pela Faculdade de Ciências Médicas da Unicamp
Fellow Researcher na Universidade de Sherbrooke – Québec, Canadá
Professora Convidada de Uroginecologia, Dor Pélvica Crônica e Bioestatística do Curso de
Especialização em Fisioterapia Aplicada à Saúde da Mulher do CAISM – Unicamp
Supervisora dos Ambulatórios de Uroginecologia e Dor Pélvica Crônica

MARCELA PONZIO PINTO E SILVA
Graduada em Fisioterapia pela Pontifícia Universidade Católica de Campinas (PUC-Campinas)
Doutora e Mestre pelo Departamento de Tocoginecologia da Faculdade de Ciência Médicas da Universidade Estadual de Campinas
Fisioterapeuta e Supervisora do Setor de Fisioterapia do Hospital da Mulher Professor Dr. José Aristodemo Pinotti – CAISM da Universidade Estadual de Campinas (Unicamp)
Supervisora do Curso de Especialização em Fisioterapia Aplicada à Saúde da Mulher do CAISM-Unicamp pela EXTECAMP
Trabalha na Clínica MASTOCAMP de Campinas
Especialista em Fisioterapia em Cancerologia pela Sociedade Brasileira de Fisioterapia em Cancerologia (SBFC)
Especialista em Fisioterapia Aplicada à Saúde da Mulher pelo COFFITO – ABRAFISM
Sócia-Proprietária da Core Saúde da Mulher, SP
Autora do Livro *Tratado de Fisioterapia em Saúde da Mulher*, 1ª e 2ª edições (Editora Rocca)

MARIANA MAIA DE OLIVEIRA SUNEMI
Graduada em Fisioterapia pela Pontifícia Universidade Católica de Campinas (PUC-Campinas)
Pós-Doutora em Ciências da Saúde
Doutora e Mestre em Ciências da Saúde pelo Departamento de Tocoginecologia da Faculdade de Ciência Médicas da Universidade Estadual de Campinas (FCM-Unicamp)
Docente do Curso de Fisioterapia, no Departamento de Fisioterapia da Escola de Educação Física, Fisioterapia e Educação Física da Universidade Federal de Minas Gerais (UFMG)
Especialista em Fisioterapia Aplicada à Saúde da Mulher pelo COFFITO – ABRAFISM
Sócia-Proprietária da Core Saúde da Mulher
Autora do Livro Tratado de Fisioterapia em Saúde da Mulher pela Editora Rocca, 1ª e 2ª edição

MIRELLA DIAS
Doutora em Ciências Médicas pela Universidade Federal de Santa Catarina (UFSC)
Mestre em Saúde Pública pela UFSC
Fisioterapeuta do Centro de Pesquisas Oncológicas de Santa Catarina (CEPON/SC)
Docente do Curso de Fisioterapia da Universidade do Estado de Santa Catarina (UDESC)

NATÁLIA GUIMARÃES DE MORAES SCHENKA
Médica pela Pontifícia Universidade Católica de Campinas (PUC-Campinas)
Residência Médica em Patologia na Unicamp, Credenciada pelo MEC
Especialista em Anatomia Patológica pela Sociedade Brasileira de Patologia (SBP)
Doutora em Ciências Médicas pela Unicamp
Estágio em Patologia Mamária e Patologia Gastrintestinal no Hospital Afiliado a Harvard Medical School-Beth Israel Deaconess Medical Center em Boston, Massachusetts

NIVALDO ANTONIO PARIZOTTO
Fisioterapeuta pela Pontifícia Universidade Católica de Campinas (PUC-Campinas)
Mestre em Fisiologia pela Faculdade de Medicina de Ribeirão Preto da Universidade de São Paulo (FMRP-USP)
Doutor em Engenharia Elétrica pela Faculdade de Engenharia Elétrica e de Computação da Universidade de Campinas (FEEC-Unicamp)
Pós-Doutorado no Wellman Center for Photomedicine da Harvard Medical School – Boston, EUA
Professor Titular Sênior do Departamento de Fisioterapia da Universidade Federal de São Carlos (UFSCar)
Professor Titular Visitante do Departamento de Fisioterapia da Universidade Federal da Paraíba (UFPB)
Professor do PPG Engenharia Biomédica da Universidade Brasil, SP
Ex-Professor do PPG Biotecnologia em Medicina Regenerativa e Química Medicinal na Universidade de Araraquara (Uniara), SP
Editor Associado do Brazilian Journal of Physical Therapy

PATRÍCIA FROES MEYER
Pós-Doutora pela Universidade de Birmingham, Reino Unido
Mestre e Doutora em Ciências da Saúde pela Universidade Federal do Rio Grande do Norte (UFRN)
Especialista em Fisioterapia Dermatofuncional pela Associação Brasileira de Fisioterapia Dermatofuncional (ABRAFIDEF e COFFITO)
Docente do Curso de Fisioterapia do Centro Universitário do Rio Grande do Norte (UNI-RN)
Docente do Curso de Especialização (Diplomada) em Kinesiologia Dermatofuncional, Universidad Finis de Terrae, Santiago, Chile, Universidad Barceló (Argentina), Universidad San Simon (Bolívia), Valladolid (México) e no Mestrado da ESTESL (Portugal)

PATRÍCIA LORDÊLO
Fisioterapeuta pela Escola Bahiana de Medicina e Saúde Pública
Especialização em Ensino, Pesquisa e Extensão em Educação pela Universidade Estadual da Bahia (UNEB)
Doutora em Medicina e Saúde Humana pela Escola Bahiana de Medicina e Saúde Pública
Pós-Doutora em Ginecologia pela Universidade Federal de São Paulo (Unifesp)
Professora Adjunta do Programa de Pós-Graduação (Mestrado e Doutorado) na Escola Bahiana de Medicina e Saúde Pública
Corpo Docente Permanente no Mestrado em Fisioterapia Dermatofuncional no Instituto Politécnico do Porto (Portugal)
Coordenadora e Fundadora do Centro de Atenção ao Assoalho Pélvico (CAAP)
Membro da Associação Brasileira de Fisioterapia na Saúde da Mulher (ABRAFISM), da International Continence Society (ICS) e da International Childrens Continence Society (ICCS)
Fisioterapeuta Fundadora e Responsável pelo Instituto Patrícia Lordêlo (IPL)

SILVANA MARIA DE MACÊDO UCHÔA
Fisioterapeuta Especialista em Biofeedback pela Columbus – Ohio, SP
Especialista em Saúde da Mulher pelo COFFITO/ABRAFISM
Mestre em Fisioterapia pela Universidade Federal de Pernambuco (UFPE)
Professora-Assistente da Universidade Católica de Pernambuco

VANESSA FONSECA VILAS BOAS
Graduada em Fisioterapia pela Pontifícia Universidade Católica de Minas Gerais (PUC Minas)
Especialização em Fisiologia do Exercício pela Escola Paulista de Medicina da Universidade Federal de São Paulo (EPM-Unifesp)
Especialização em Ortopedia e Traumatologia pelo Instituto de Ortopedia e Traumatologia do Hospital das Clínicas de São Paulo (IOT-HC-FMUSP)
Mestre em Ciências Biomédicas – Plasticidade Muscular, Instituto de Ciências Biomédicas da Universidade de São Paulo (USP)
Doutoranda em Atividade Física Adaptada pela Faculdade de Educação Física da Universidade Estadual de Campinas (Unicamp)
Docente e Coordenadora do Curso de Fisioterapia do Centro Universitário das Faculdades Associadas de Ensino de São João da Boa Vista (UNIFAE)

SUMÁRIO

1 PRINCÍPIOS DA FOTOBIOMODULAÇÃO 1
Nivaldo Antonio Parizotto

2 HISTOLOGIA NORMAL E ALTERAÇÕES PÓS-RADIOTERAPIA DA MUCOSA 9
Natália Guimarães de Moraes Schenka • Gustavo Rocha Zenun • André Almeida Schenka

3 RADIODERMITE E FIBROSE RADIOINDUZIDA 13
Juliana Lenzi • Patricia Froes Meyer • Laura Rezende

4 ESTENOSE VAGINAL 25
Juliana Lenzi • Mirella Dias • Laura Rezende

5 MUCOSITE ANAL E VAGINAL DECORRENTE DE TERAPIA ANTINEOPLÁSICA 39
Laura Rezende • Juliana Lenzi

6 EPISIOTOMIA/LACERAÇÃO PERINEAL 51
Juliana Lenzi • Laura Rezende

7 SÍNDROME GENITURINÁRIA 59
Juliana Lenzi • Patrícia Lordêlo • Laura Rezende

8 DISFUNÇÕES SEXUAIS FEMININAS 69
Marcela Grigol Bardin • Juliana Lenzi • Laura Rezende

9 EDEMA GENITAL 79
Marcela Ponzio Pinto e Silva • Mariana Maia de Oliveira Sunemi • Juliana Lenzi • Laura Rezende

10 LINFEDEMA GENITAL E DE MEMBROS INFERIORES 91
Laura Rezende • Juliana Lenzi

11 DOR PERINEAL EM UROGINECOLOGIA 105
Laura Rezende • Juliana Lenzi

12 DOR ANORRETAL 119
Juliana Lenzi • Silvana Maria de Macêdo Uchôa • Claudia Fratta • Laura Rezende

13 DESORDENS MUSCULOESQUELÉTICAS DO COMPLEXO LOMBOPÉLVICO-QUADRIL ... 131
Vanessa Fonseca Vilas Boas • Juliana Lenzi • Laura Rezende

ÍNDICE REMISSIVO 153

Fotobiomodulação com *Laser* e LED em Uroginecologia e Proctologia

Da Evidência à Prática Clínica

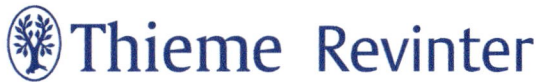

PRINCÍPIOS DA FOTOBIOMODULAÇÃO

CAPÍTULO 1

Nivaldo Antonio Parizotto

A fotobiomodulação (FBM) é um termo que tem pouco tempo se considerarmos o que ele envolve. Antes chamada de laserterapia, terapia *laser* de baixa potência, *soft laser*, terapia com *lasers* frios, terapia *laser* de baixa intensidade (do inglês, Low-Intensity Laser Threrapy – LILT), terapia *laser* de baixo nível (do inglês, Low-Level Laser Therapy – LLLT) e, posteriormente, com o advento dos Diodos Emissores de Luz (do inglês, Light Emiting Diodes – LEDs), e a partir do consenso obtido no Congresso Mundial da World Association for Laser Therapy (WALT), na cidade de Washington (DC), nos Estados Unidos da América, foi denominada de maneira muito satisfatória, sob nosso ponto de vista, **fotobiomodulação**.[1] Significa que esse nome atende, de maneira mais adequada, à introdução de novos sistemas emissores de luz.

Em 1964, Endre Mester – cirurgião e professor em Budapest (Hungria) – atualmente considerado o pai da fotobiomodulação, trabalhou com o primeiro *laser* de rubi que havia sido testado por outro cirurgião em melanomas e, após a publicação do artigo,[2] sua esperança estava em ver o tumor metastático vaporizado pelo *laser* cirúrgico de rubi, e assim foi testar. Foi malsucedido pelo fato de a potência do *laser* ser baixa demais, mas observou a necessidade de considerar a segurança do equipamento verificando se existiriam efeitos colaterais. Para isso fez experimentos com camundongos depilados que, quando submetidos a irradiações sucessivas, apresentaram um crescimento mais rápido dos pelos quando comparados aos animais não irradiados. Quando ele elevou as doses a serem testadas, os pelos não mais cresceram. Isso mostrou que havia uma resposta que seguia a lei biofísica de Arndt-Schultz. A partir desses primeiros resultados foi aplicado o *laser* em diferentes lesões de pele em modelos animais com alta taxa de sucesso. Dessa forma, em 1971, ele resolveu aplicar o *laser* para auxiliar na reparação de úlceras de perna de difícil cicatrização em humanos, aquelas que já teriam sido tratadas por variados métodos sem resultados. Notou-se um resultado muito positivo na cicatrização desses pacientes depois de ter observado efeitos moduladores da inflamação e imunossupressão nos pacientes.[3]

Os mecanismos de ação envolvidos na FBM ainda não foram completamente elucidados. A literatura mostra que a FBM possui ampla gama de efeitos moleculares, celulares e teciduais.[4,5] Há algumas hipóteses para esclarecer esses mecanismos de ação apoiadas na absorção da energia luminosa vermelha e infravermelha por cromóforos mitocondriais e de membrana, em especial a citocromo C oxidase (CCO). A ideia é que a energia eletromagnética absorvida seja convertida em energia metabólica, sendo, por sua vez, utilizada na cadeia respiratória celular, ocasionando ativações na velocidade de reações na cadeia de transporte de elétrons, proporcionando como resultado aumento da produção de ATP pelas células. Consequentemente, uma cascata de eventos é ativada nas mitocôndrias, levando à bioestimulação de vários processos como a mudança na concentração de espécies reativas de oxigênio (EROs), do Cálcio (Ca^{++}) e do óxido nítrico (ON) (Fig. 1-1).

Na dependência do microambiente tecidual onde se encontram as células irradiadas, pode haver essas respostas com maior ou menor exuberância em função do potencial redox daquelas células. Se estiverem muito reduzidas, a resposta tende a ser menor, mas se estiverem oxidadas, há tendência a elevado grau de resposta. Esse microambiente acaba por ser determinado por respostas epigenéticas e pode melhorar o reparo tecidual, o controle (modulação) do processo inflamatório, estimular a imunidade celular e humoral, assim como pode vir a controlar a informação dolorosa, promovendo analgesia no local ou mesmo de maneira sistêmica.[5]

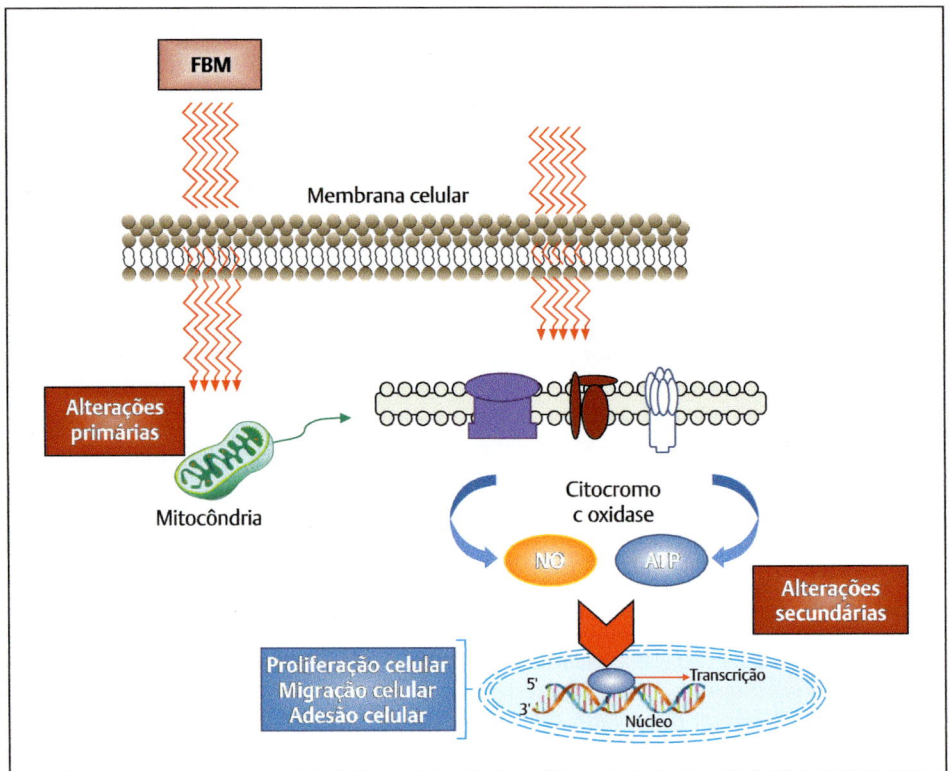

Fig. 1-1. Mecanismo de interação celular dos comprimentos de onda das luzes vermelha e infravermelha da Fotobiomodulação (FBM). O vermelho (à esquerda) tem uma interação com a mitocôndria, por meio da citocromo C oxidase, como cromóforo de absorção, e eleva a produção de ATP por aceleração do transporte de elétrons entre a membrana interna e externa. O infravermelho tem uma interação com cromóforos da membrana celular, que por meio da liberação do cálcio (Ca^{++}) intracitoplasmático sinaliza ao núcleo para a transcrição de proteínas. O óxido nítrico é uma das substâncias que são liberadas e tem sua ação sinalizadora para as células ao seu redor. Além disso, há influência das espécies reativas de oxigênio e nitrogênio na região irradiada. (Adaptada de Chung et al., 2012.)[6]

Para que haja uma ação sobre as células e tecidos-alvo, a luz deve atravessar as camadas mais superficiais até que chegue ao seu destino. Portanto, as propriedades óticas dos diferentes tecidos corporais devem ser levadas em consideração. A luz sofre um espalhamento seguindo a lei de Lambert-Beer, que determina uma absorção específica em função dessas propriedades.[6]

Os efeitos da luz acontecem sob a ativação de alguns mecanismos biológicos e moleculares como alguns cromóforos, moléculas sinalizadoras, alterações de fatores de transcrição celular e ativação de algumas moléculas efetoras. Além disso, alguns mecanismos celulares e teciduais podem ser modificados sob a ação da luz provinda tanto de **lasers** como de LEDs. Resumidamente serão destacados alguns desses efeitos e mecanismos a seguir (Fig. 1-2).

Sob o ponto de vista dos cromóforos, destaca-se na literatura, como principal mecanismo de interação da luz com as células a absorção pela CCO, o complexo IV da cadeia respiratória mitocondrial, responsável pela transferência de elétrons, que em razão de sua ativação ocorre aumento da liberação de ATP para as células. Dessa forma, promove uma biodisponibilidade desse componente energético celular e permite que ocorram encaminhamentos locais por demanda das células da região tecidual irradiada, na dependência dos estímulos apresentados. Se estivermos tratando do músculo, o tipo de treinamento aplicado será determinante para as reações teciduais. Se estivermos numa região com déficit circulatório, com a presença de uma úlcera de pele cronicamente aberta, a prioridade será reagir para reparar a pele da região ulcerada, melhorando a circulação local e estimulando a presença de matriz extracelular e estímulo à divisão e diferenciação celular.[4]

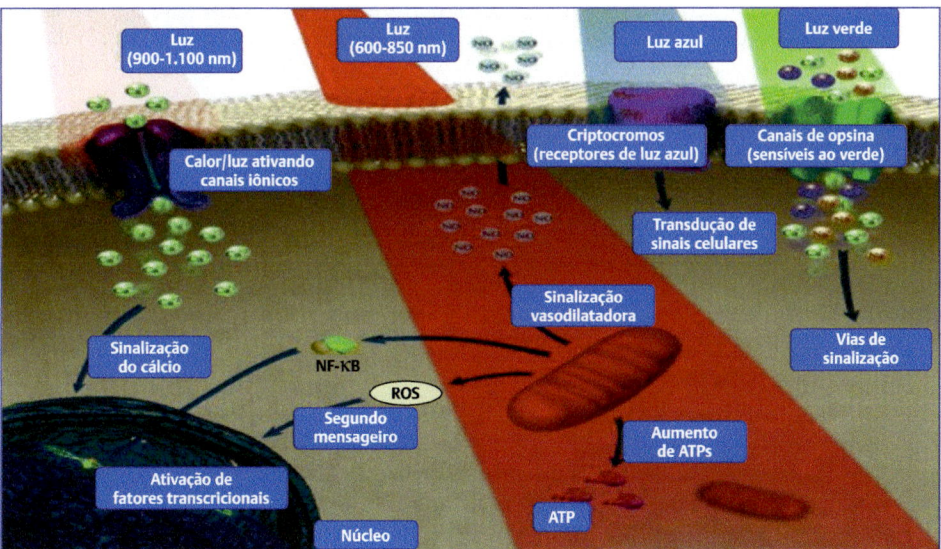

Fig. 1-2. Possíveis mecanismos envolvidos na absorção dos diferentes comprimentos de onda da luz (Fotobiomodulação) relacionados com os processos de sinalização e ativação de segundos mensageiros na atuação da transdução e transcrição no núcleo das células. (Modificada de Hamblin MR, 2018.)[7]

Esse estímulo à CCO não é isolado. Em verdade, ocorre uma estimulação da atividade de toda a cadeia respiratória, com ativação dos complexos I, II, III, IV e a succinato desidrogenase. A evidência maior dessa ativação é a ocorrência de uma elevação no consumo de oxigênio por parte das células, que por inibição da sua ação por fármaco (azida de sódio – NaN_3), demonstra que esse é um caminho metabólico pelo qual ocorre a ativação do complexo IV, a CCO. O processo que ocorre no complexo IV está relacionado com a fotodissociação do óxido nítrico (ON) por uma reação a partir da ligação dos centros de cobre e ferro na proteína heme da CCO. Isso determina imediato influxo de oxigênio para as células, melhorando suas atividades metabólicas, gerando aumento nas concentrações das espécies reativas de oxigênio.[4]

Outra possibilidade levantada por Karu[8] está relacionada com a mudança no potencial de membrana e seus efeitos na sinalização das reações metabólicas. O que se sabe é que há alterações na ultraestrutura da mitocôndria, uma elevação dos níveis de ATP nas células, uma alteração do potencial redox, no pH tecidual e também nos níveis de Adenosina Monofosfato cíclico (AMPc).

Por outro lado, há relatos sobre alterações na responsividade dos canais iônicos que podem ser ativados pela luz, especialmente os receptores relacionados com potencial transiente (chamados de TRPs). Especialmente quando se trata da dor, que tem uma possibilidade de modulação pela FBM, parece que a via mais provável de ação é justamente a modulação dos canais iônicos transientes, principalmente os TRPA1, TRPV1 e TRPV4.[4] Essa via libera cálcio intracitoplasmático que serve como segundo mensageiro para a sinalização ao núcleo da célula e ativa a transdução de proteínas. Os receptores transientes de canais iônicos (TRP) são conhecidos por serem sensores celulares pleiotrópicos que mediam a resposta a uma ampla gama de estímulos externos (calor, frio, pressão, paladar, cheiro) e envolvidos em muitos processos celulares diferentes. A ativação do TRP causa permeabilização não seletiva (principalmente da membrana plasmática) para o cálcio, sódio e magnésio. Curiosamente foi relatado, recentemente, que os canais TRP estavam envolvidos na detecção do *status redox* celular (Fig. 1-2).

Outro mecanismo de sinalização está relacionado com a ativação do fator de crescimento transformador beta (TGF-β), por exemplo, efeitos sobre as proteínas, que contêm cobre e zinco que têm ação antioxidante, como a superóxido dismutase (SOD).

O óxido nítrico é outro fator que está relacionado com os efeitos da FBM, sendo liberado pelas mitocôndrias e podendo ficar livre na circulação e produzir os efeitos vasodilatadores característicos. Num experimento em ratos, a aplicação de FBM induziu uma elevação da concentração de ON no soro de ratos com um rim e o outro clampeado com um clipe e também nos animais com os dois rins íntegros. No entanto, os efeitos foram maiores nos grupos com restrição renal (2R-1C). Em anéis aórticos isolados, o efeito da FBM foi dependente da liberação de ON e não é dependente da ativação de óxido nítrico sintase (NOS). Os resultados deste trabalho indicam que a aplicação abdominal aguda de FBM a 660 nm é capaz de induzir um efeito hipotensivo de longa duração em ratos hipertensos e vasodilatação por um mecanismo dependente de ON.[9]

Criptocromos são flavoproteínas sensíveis à luz azul que têm aplicação em plantas e formas de vida inferiores, mediando funções como a fotomorfogênese. Recentemente descobriu-se que os criptocromos são expressos em algumas células e tecidos de mamíferos e também têm atividade na regulação dos ritmos circadianos. A família das opsinas são receptores acoplados à proteína G, sensíveis à luz, que dependem da isomerização do cis-retinal. O comprimento de onda máximo pode variar de UVA até o verde e o vermelho, mas a melanopsina (OPN4) tem um comprimento de onda máximo de 479 nm. As vias de sinalização diferem entre diferentes opsinas. As opsinas sinalizam por meio de duas vias principais, dependendo do tipo de proteína G com a qual estão acopladas. Essas opsinas (OPN1, OPN2, OPN3, OPN5) que são acopladas às proteínas Go, Gi, Gt, Gs sinalizam por meio de uma via que envolve nucleotídeos cíclicos (AMPc e GMPc). Portanto, as possibilidades de as luzes azul e verde interagirem com os tecidos podem ter esses mecanismos envolvidos, além da possibilidade de haver uma simultaneidade de ação, assim como ocorre para as luzes vermelha e infravermelha.[7]

Um dos mecanismos envolvidos na ação da FBM parece ser sobre os processos de estresse oxidativo e nitrosativo. O estado redox do tecido tem uma estreita relação com as condições de responsividade das células a uma série de estímulos externos. Além da expressão maior ou menor das respostas por conta do estado redox alterado, pode haver estados fisiopatológicos que determinem essas respostas alteradas. Um trabalho do nosso grupo de pesquisa mostrou que a fusão e a fissão mitocondriais podem estar relacionadas com o estresse oxidativo e nitrosativo presente regularmente nos diabéticos e podem ser alteradas pela FBM,[10] promovendo uma reposta nas fibras de colágeno na pele em feridas diabéticas, que aumentaram pela ação do *laser*, mas não pelo LED. Ambos os grupos mostraram aumento nos vasos sanguíneos por microscopia de força atômica. O fator de crescimento endotelial vascular (VEGF) foi maior e a ciclo-oxigenase (COX-2) foi menor no grupo tratado com LED. A fusão mitocondrial foi maior e a fusão mitocondrial foi menor nos grupos tratados com LED em comparação com o *laser*.

Há uma ativação dos fatores transcricionais no núcleo das células por meio de diversos fatores estimulantes provindos da interação da luz com as células. Entre os mais conhecidos e relevantes pode-se destacar o fator nuclear *kappa* B (NF-κB), que é um fator de transcrição que regula a expressão de vários genes relacionados com muitas funções celulares, ou seja, respostas inflamatórias e induzidas por estresse e sobrevivência.

Outro fator transcricional ativado pela luz é o ativador do receptor do fator nuclear do ligante *kappa*-B (RANKL), que é uma proteína transmembrana membro da superfamília TNF envolvida na regeneração e remodelação óssea (atuando na diferenciação e ativação dos osteoclastos). É também um ligante da osteoprotegerina (OPG). A relação RANKL/OPG determina se o osso é removido ou formado durante o processo de remodelação.

Além disso, o fator indutor de hipoxia (HIF-1α) é uma proteína envolvida na adaptação celular à hipoxia, podendo ser ativada pela luz em diversas condições. Ela atua estabilizando sob baixas tensões de oxigênio, mas na presença de concentrações mais altas de oxigênio é rapidamente degradada pelas enzimas prolil-hidroxilase, que são dependentes de oxigênio. O HIF-1α ativa genes que são importantes para a resposta celular a condições de hipoxia, como genes do fator de crescimento endotelial vascular (VEGF), receptor de VEGF, carreador de glicose (GLUT-1) e fosfoglicerato quinase (PGK). Uma vez que não há mudanças significativas na concentração bruta de oxigênio no tecido durante a FBM, a ativação do HIF-1α pode ser mediada pela proteína quinase ativada por mitogênio (MAPK) e pela via de sinalização fosfatidilinositol 3-quinase (PI3K/Akt), por fatores de crescimento ou citocinas. Cury *et al.*[11] demonstraram o efeito pró-angiogênico do FBM usando luz de 660 nm e 780 nm em retalhos de pele em ratos. Eles observaram que a angiogênese foi induzida por aumento na expressão de HIF-1α e VEGF, bem como por diminuição na atividade da metaloproteinase 2 (MMP-2) da matriz. Além disso, observaram que apenas a luz com 660 nm foi capaz de aumentar a expressão de HIF-1α e, embora a indução de VEGF tenha ocorrido em todas as doses de luz utilizadas, apenas 40 J/cm² foram capazes de induzir angiogênese, bem como aumento da atividade de metaloproteinase de matriz tipo 2 (MMP-2).

Outro caminho aparentemente observável sobre os efeitos da FBM é sobre a liberação ou inibição de moléculas efetoras com diferentes ações nos tecidos corporais. Entre elas podem ser citadas a elevação do TGF-β, fator neural derivado do cérebro (do inglês, BDNF), fator de crescimento endotelial vascular (VEGF) e da interleucina 10 (IL-10) e inibição das citocinas pró-inflamatórias, como o fator de necrose tumoral alfa (TNF-α), interleucina I alfa (IL-1α), interleucina 6 (IL-6), prostaglandina E-2 (PGE-2) e MMPs.[12]

O interessante na resposta do organismo para a luz (FBM) é o fato de que há uma tendência à resolução do processo inflamatório liberando uma classe de substâncias envolvidas com o processo inflamatório como as lipoxinas, resolvinas, protectinas e maresinas, cujas ações têm sido reconhecidas como mediadores de pró-resolução especializados na resposta inflamatória com potentes funções anti-inflamatórias, protetoras de tecidos e estimulantes de resolução, agindo como agonistas em receptores que desencadeiam respostas específicas sobre o processo inflamatório, principalmente na inibição do tráfego de leucócitos, no catabolismo de mediadores pró-inflamatórios, na fagocitose de células apoptóticas, na depuração de células polimorfonucleares (PMNs) e na remoção de restos celulares, sem maiores danos por hidrolases e proteases secretadas por células inflamatórias, como os PMNs.[12]

DOSIMETRIA

Dosimetria na FBM está relacionada com fatores que possam interferir no processo de interação entre a luz e os tecidos corporais. A luz deve ser absorvida pelas células para que possam ocorrer as modificações moleculares e fisiológicas em resposta à energia eletromagnética. Para isso, a luz deve atingir os alvos que deveremos selecionar a partir da anamnese do paciente e avaliar se há possibilidade de se conseguir atingir tais alvos com eficiência.

Devemos sempre levar em conta para a dosimetria da luz a ser aplicada na terapia dois aspectos: a) relacionado com o equipamento e b) relacionado com o paciente.

Quando analisamos o equipamento a ser utilizado na terapia, que pode ser um *laser* ou um LED, vários parâmetros devem ser observados, como o comprimento de onda (o principal deles, dada em nanômetros), a potência de emissão (dada em W ou mW), a área do feixe (cm^2), a irradiância (W/cm^2 ou mW/cm^2), o ângulo de divergência do feixe (graus ou radianos), se há possibilidade pulsar e as frequências de pulsação disponíveis; além disso, o tempo de irradiação (em segundos), a energia (dada em Joules – J), a fluência ou densidade de energia (em J/cm^2).[13] Na Figura 1-3 podem ser observados os parâmetros considerados os mais relevantes para a determinação do nível de resposta biológica para a luz. O fator irradiância no eixo do "y" e o tempo de irradiação no eixo "x". Na curva observada da resposta,[6] vista como uma elevação tridimensional da combinação de fatores, pode haver uma área de não resposta, abaixo e à esquerda do gráfico. Pode haver combinações eficientes de respostas onde se observam as elevações maiores ou menores no gráfico (estimulação), podendo ser vistas possibilidades de resposta ótima, mas se aumentarmos muito o tempo e/ou a irradiância, a resultante poderá ser uma inibição ou uma redução na resposta biológica que estamos observando (Fig. 1-3).

Por outro lado, os fatores de caráter fisiopatológicos são de extrema importância para utilização da dosimetria adequada na FBM. Entre tais fatores estão a cor da pele do paciente ou fototipo (Fitzpatrick), o estado nutricional do tecido irradiado, o nível de hidratação tecidual, a fase da possível inflamação no tecido (aguda, subaguda e crônica) e o nível de estresse oxidativo por doenças de base.[4]

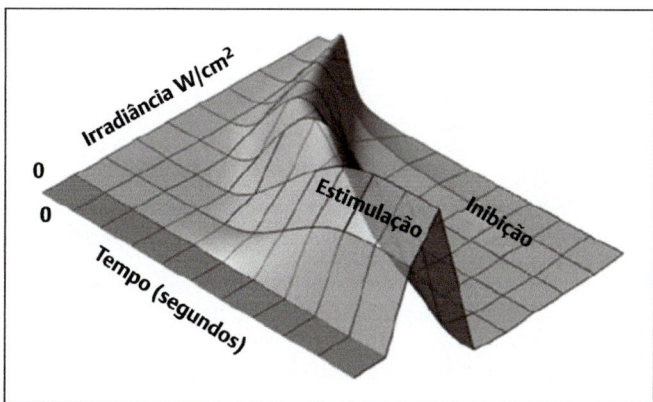

Fig. 1-3. Curva dose-resposta para aplicações da FBM seguindo a curva de Arndt-Schultz relacionada com a irradiância, o tempo e a intensidade de resposta. Nas regiões de valores baixos de irradiâncias e tempos, as respostas não são detectáveis. Há combinações de irradiâncias e tempos em que as respostas são bioestimulantes e, quando se elevam os valores, há uma tendência à bioinibição. (Adaptada de Chung et al., 2012.)[6]

Entre outros aspectos que se devem levar em consideração estão a periodicidade de sessões de tratamento e sua frequência e os intervalos entre sessões. O excesso de tratamento pode elevar a dose e entrar no nível de inibição dosimétrica, o que é indesejado. Para os tratamentos de processos inflamatórios ou objetivando o reparo tecidual, as doses normalmente estão numa faixa relativamente baixa, entre 1 e 6 ou 7 J/ponto, enquanto, quando se objetiva o tratamento da dor, as doses tendem a ser maiores, como algo em torno de 10 a 15 J/ponto, ou podendo chegar a doses maiores como 30 J/ponto.

REFERÊNCIAS BIBLIOGRÁFICAS

1. Anders JJ, Lanzafame RJ, Arany PR. Low-level light/laser therapy versus photobiomodulation therapy. Photomed Laser Surg. 2015;33(4):183-4.
2. Mester A, Mester A. The history of photobiomodulation: endre mester (1903-1984). Photomed Laser Surg. 2017;35(8):393-4.
3. Mester E, Kore'Nyi-Both A, Spiry T, Scher A, Tisza S. Stimulation of wound healing by means of laser rays. Acta Chir Acad Sci Hung. 1973;14:347-56,
4. de Freitas LF, Hamblin MR. Proposed mechanisms of photobiomodulation or low-level light therapy. IEEE J Sel Top Quantum Electron. 2016;22(3):1-37.
5. Karu TI. Photobiological fundamentals of low-power laser therapy. J Quantum Electron. 1987;23(10):1703-20.
6. Chung H, Dai T, Sharma SK, Huang YY, Carroll JD, Hamblin MR. The nuts and bolts of low-level laser (light) therapy. Ann Biomed Eng. 2012;40(2):516-33.
7. Karu TI. Mitochondrial signaling in mammalian cells activated by red and near-IR radiation. Photochem Photobiol 2008;84:1091-9.
8. Oishi JC, de Moraes TF, Buzinari TC, Cárnio EC, Parizotto NA, Rodrigues GJ. Hypotensive acute effect of photobiomodulation therapy on hypertensive rats. Life Sciences. 2017;178:56-60.
9. Hamblin MR. Mechanisms and mitochondrial redox signaling in photobiomodulation. Photochem Photobiol. 2018;94:199-12.

10. Tatmatsu-Rocha JC, Tim CR, Avo L, Bernardes-Filho R, Brassolatti P, Kido HW, et al. Mitochondrial dynamics (fission and fusion) and collagen production in a rat model of diabetic wound healing treated by photobiomodulation: comparison of 904 nm laser and 850 nm light-emitting diode (LED). J Photochem Photobiol B. 2018;187:41-7.
11. Cury V, Moretti AIS, Assis L, Bossini P, Crusca JS, Neto CB, et al. Low level laser therapy increases angiogenesis in a model of ischemic skin flap in rats mediated by VEGF, HIF-1α and MMP-2. J Photochem Photobiol B Biol. 2013;125:164-70.
12. Lopes-Martins RAB, Leonardo PS, Bjordal JM, Marcos RL. Photobiomodulation: Inhibition or Resolution of the Inflammatory Process? Photobiomodul Photomed Laser Surg. 2020;38(8):453-4.
13. Carroll JD. Light sources and dosimetry for the brain and whole body. In: Hamblin M, Huang YY. (Eds.) Low-Level Laser (Light) Therapy in Neurology and Neuroscience. Elsevier; 2019. p. 89-95.

HISTOLOGIA NORMAL E ALTERAÇÕES PÓS-RADIOTERAPIA DA MUCOSA

CAPÍTULO 2

Natália Guimarães de Moraes Schenka
Gustavo Rocha Zenun
André Almeida Schenka

HISTOLOGIA NORMAL DA MUCOSA

Anatomicamente, a vagina estende-se do vestíbulo vulvar até o colo uterino. Em sua porção anterior, a vagina está em contato com a base da bexiga, colo uterino e uretra.[1] Posteriormente, a porção superior da parede vaginal é revestida por peritônio e forma a parte anterior do fundo de saco de Douglas. Em seu terço médio, a vagina conecta-se com o reto por meio do septo retovaginal.[1] Bilateralmente, os ureteres cruzam as artérias e veias uterinas, posicionando-se acima do fórnice vagina lateral. Finalmente, em seu aspecto distal, temos os músculos elevador anal e bulbocavernoso circundando parcialmente a vagina.[1]

Do ponto de vista histológico, a parede vaginal consiste em 3 camadas principais: (1) a mucosa, (2) a muscular própria e a (3) adventícia.[1] O epitélio de revestimento mede cerca de 0,4 mm de espessura e exibe pregueamento rugoso bastante característico, produzindo aspecto ondulado, microscopicamente, que o difere, por exemplo, da mucosa ectocervical.[1] A superfície luminal é revestida por epitélio escamoso estratificado não queratinizante e glicogenizado. Na lâmina própria, em condições normais, não existem glândulas mucinosas. A superfície mucosa é lubrificada por fluidos da lâmina própria que atravessam o revestimento epitelial, bem como por muco produzido pela mucosa glandular endocervical.[1] O fluido vaginal apresenta pH ácido em decorrência da presença de ácido láctico produzido pela flora normal vaginal (lactobacilos ou bacilos de Döderlein) a partir do metabolismo do glicogênio contido nas células escamosas de revestimento. Essa acidez é um dos principais fatores responsáveis pelas propriedades bacteriostáticas do fluido vaginal.[1]

O epitélio escamoso estratificado da vagina pode ser dividido em: (1) zona superficial, (2) intermediária e (3) profunda.[1] A zona profunda compreende células basais e parabasais, ambos tipos celulares representando o compartimento proliferativo responsável pela renovação/regeneração do epitélio vaginal. As células epiteliais basais compõem uma única camada disposta diretamente sobre a membrana basal, sendo constituídas por núcleos grandes/ovais e citoplasma basófilo, podendo exibir mitoses ocasionais; entre elas, podem estar presentes alguns melanócitos. As células parabasais formam de 2 a 5 camadas de células de núcleo arredondado central e citoplasma basófilo, acima da camada basal.[1]

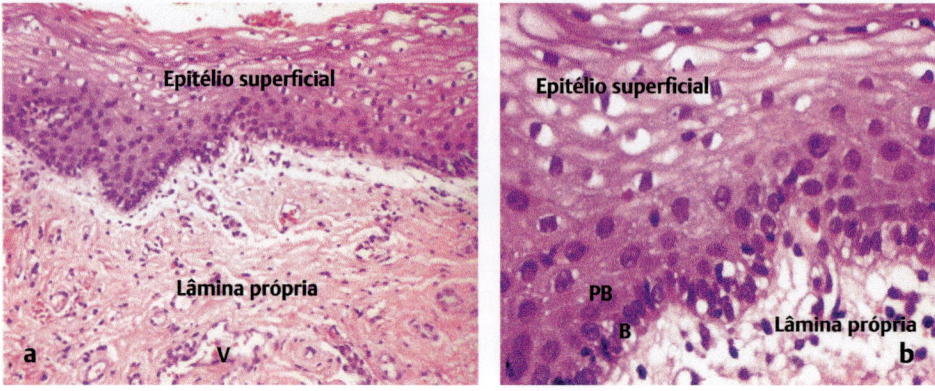

Fig. 2-1. Imagens histológicas ilustrativas de mucosa vaginal normal: (a) panorâmica apresentando a organização geral da mucosa (HE, 100x aumento original); (b) pormenor do epitélio escamoso de revestimento e da lâmina própria (HE, 400x aumento original).

As células da zona intermediária formam camadas em número variável (10 camadas em média), possuem pontes intercelulares proeminentes e forma navicular com sua parte mais longa paralela à superfície, núcleos menores, arredondados ou ovalados, exibindo cromatina finamente granular, citoplasma basófilo e algum glicogênio, por vezes formando uma zona de clareamento perinuclear.[1] As células epiteliais da zona superficial organizam-se em estratos de espessura variável, exibem formato poligonal, citoplasma acidófilo (róseo) e núcleo pequeno, redondo e em topografia central.

É importante notar que o epitélio vaginal exibe alterações cíclicas decorrentes de oscilações hormonais do ciclo menstrual e de acordo com o *status* hormonal da paciente (criança ou pós-menopausa).[1] Vale destacar, também, que no período pós-menopausa tardio a espessura do epitélio vaginal pode estar significantemente diminuída, exibindo apenas 4-6 camadas de células parabasais/basais.[1]

A lâmina própria presente abaixo do epitélio escamoso consiste em estroma fibrovascular frouxo contendo fibras elásticas, nervos e esparsas células inflamatórias mononucleares.[1] A camada muscular compreende duas zonas mal delimitadas de fibras musculares lisas – a circular interna e a longitudinal externa – que se continuam com as fibras musculares uterinas. A camada adventícia vaginal (mais externa de todas) apresenta delicada estrutura formada por tecido conjuntivo denso contendo vasos linfáticos, veias e filetes nervosos que se continuam com o tecido conjuntivo frouxo da pelve, conectando a vagina a estruturas adjacentes[1] (Fig. 2-1).

MUCOSA VAGINAL *VS.* MUCOSA ANAL *VS.* MUCOSA ORAL

A mucosa vaginal apresenta muitas semelhanças histológicas com as mucosas oral e anal. A principal característica em comum é o fato de o revestimento epitelial ser predominantemente do tipo escamoso estratificado nas três topografias (com estrutura geral muito semelhante entre si). As particularidades histológicas do canal anal variam conforme a região considerada. O canal anal pode ser subdividido em três regiões principais: (1) a zona colorretal proximal, (2) a zona transicional e (3) a zona baixa/distal.[2,3]

A região anal proximal situa-se acima da linha pectínea, mede cerca de 1-2 cm de extensão e caracteriza-se por mucosa glandular e transicional.[2,3] A mucosa glandular, nesse caso, é semelhante à mucosa retal, porém com criptas mais curtas e irregulares, bem como mais fibras musculares lisas na lâmina própria. A zona transicional anal estende-se por aproximadamente 0,3 a 1,1 cm, englobando a linha pectínea, e caracteriza-se pelo encontro da mucosa glandular superior com a mucosa escamosa inferior, sendo, macroscopicamente, rugosa e brilhante.[2,3] Do ponto de vista histológico, apresenta-se revestida por epitélio transicional semelhante ao urotélio (células basais pequenas perpendiculares à membrana basal e uma variedade de tipos celulares: colunar, cuboidal, poligonal e plano), com 4-9 camadas de células e mínima produção de mucina.[2,3] Diferente da mucosa vaginal, esta região transicional do ânus apresenta, ainda, glândulas na submucosa, células endócrinas e raros melanócitos. Finalmente, na região distal que vai da linha pectínea à junção mucocutânea (borda anal), observamos epitélio escamoso estratificado (variavelmente queratinizante, isto é, com maior grau de queratinização quanto mais próximo estivermos da borda anal), sem anexos cutâneos típicos ou glândulas submucosas (podendo conter melanócitos).[2,3] Esta mucosa escamosa distal (muito semelhante à mucosa vaginal) funde-se (na borda ou margem anal) com a pele perianal/perineal, que possui queratina, folículos pilosos e glândulas apócrinas.[2,3]

Como mencionado anteriormente, a mucosa oral apresenta grande semelhança com a mucosa vaginal e a anal (particularmente com a zona distal do canal anal). O epitélio da orofaringe é (como nas regiões supracitadas) pavimentoso estratificado, possuindo maior profundidade que o da pele e sendo destituído de anexos (folículos pilosos e glândulas sudoríparas).[2] Nota-se queratinização em áreas de maior atrito, como nas zonas de mastigação (gengiva, palato duro e dorso da língua).[2] Sua lâmina própria (córion) é composta de tecido conjuntivo frouxo e contém glândulas salivares menores (dos tipos serosa e mucosa), o que não ocorre nem na vagina nem no ânus.[2]

Em razão da grande semelhança histológica entre esses tipos de mucosa, não é surpresa que a reação dessas mucosas a diferentes agentes patogênicos seja igualmente muito similar na maioria dos casos. Isso pode ser verificado, por exemplo, nas alterações induzidas por radioterapia (alterações actínicas) que apresentam expressão morfológica muito semelhante nos três tipos de mucosa.

ALTERAÇÕES PÓS-RADIOTERAPIA

Alterações secundárias à radioterapia (também chamadas de alterações actínicas) no epitélio vaginal incluem: erosão, ulceração, necrose, atrofia e estenose vaginal.[1] Macroscopicamente, a mucosa pode apresentar eritema e congestão, com ulceração, adelgaçamento da mucosa, viabilidade e presença de telangiectasias. Microscopicamente, o epitélio escamoso torna-se atrófico e as células escamosas passam a exibir vacuolização citoplasmática e aumento do volume nuclear (mas com baixa relação núcleo-citoplasma), multinucleação e baixo índice mitótico.[1] Podem ocorrer alterações vasculares como trombose com obliteração vascular (parcial ou total), hialinização de parede vascular, telangiectasias e hiperplasia de células endoteliais de vasos da lâmina própria.[1] Em estroma conjuntivo subepitelial, podemos observar, ainda, hialinização estromal e presença de fibroblastos com núcleos aumentados e hipercromáticos.[1] Como ressaltado anteriormente, a expressão morfológica do dano actínico (pós-radioterapia) é muito semelhante nos três tipos de mucosa escamosa em discussão: vaginal, anal e oral. Isso se deve, pelo menos em parte, à grande semelhança estrutural/funcional que se observa ao compararmos essas mucosas (Fig. 2-2).

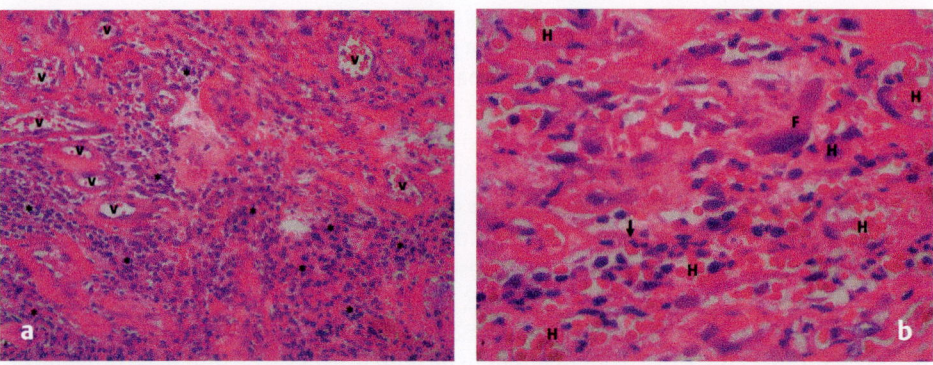

Fig. 2-2. Imagens histológicas ilustrativas das principais alterações histopatológicas observadas na vaginite actínica (vaginite pós-radioterapia): (**a**) panorâmica apresentando estroma subepitelial hialinizado, com intenso processo inflamatório crônico ativo (*), associado à proliferação vascular (v) reacional moderada (HE, 100x aumento original); (**b**) pormenor do estroma superficial exibindo moderada atipia reacional em fibroblasto (F), presença de eosinófilos (seta) no infiltrado inflamatório e extravasamento de hemácias (H) extenso (HE, 400x aumento original).

REFERÊNCIAS BIBLIOGRÁFICAS

1. Bean S, Prat J, Robboy SJ. Vagina. In: Mutter GL, Prat J. Pathology of the female reproductive tract. Nova York: Edinburgh: Churchill Linvingstone (Elsevier); 2014. p. 132-59.
2. Goldblum JR, Lamps LW, McKenney JK, Myers JL, Ackerman LV. Rosai and Ackerman's surgical pathology. Philadelfia: Elsevier; 2018.
3. Pernick N. Histology. PathologyOutlines.com [Online]. [Acesso em 29 ago 2020]. Disponível em: https://www.pathologyoutlines.com/topic/anushistology.html.

RADIODERMITE E FIBROSE RADIOINDUZIDA

CAPÍTULO 3

Juliana Lenzi
Patricia Froes Meyer
Laura Rezende

A neoplasia maligna é um dos principais problemas de saúde pública e, durante o seu tratamento, podem surgir complicações decorrentes das terapias utilizadas. A radioterapia é um importante recurso na abordagem do câncer pélvico, sendo fundamental para tratar ou controlar o tumor localmente.[1] Nas últimas décadas houve importante avanço tecnológico, principalmente quanto à possibilidade da aplicação de radioterapia guiada por imagem, tomografia computadorizada, ressonância nuclear magnética, ultrassonografia e PET-*Scan*/PET-CT – *Positron Emission Tomography*.[2]

A abordagem terapêutica da radioterapia pode ocorrer por duas formas:

- *Irradiação externa (teleterapia):* que se caracteriza pelo distanciamento entre a fonte de irradiação e o tecido-alvo. Frequentemente este distanciamento está entre 20 cm a 1 m. O planejamento sempre é necessário antes do início da radioterapia (Fig. 3-1).[3]
- *Irradiação interna (braquiterapia):* que possibilita a distribuição de dose próxima à área do tumor. A braquiterapia pode ser classificada de acordo com o posicionamento da fonte de aplicação, podendo ser intersticial ou de contato. A aplicação intersticial é feita diretamente

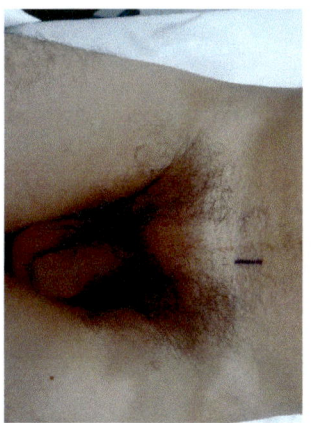 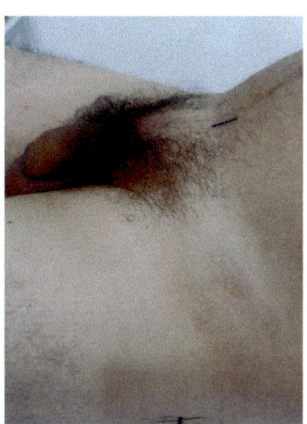 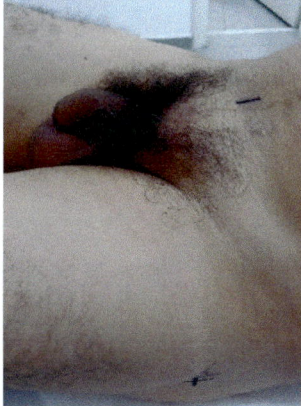

Fig. 3-1. Marcação da pelve masculina.

no tecido-alvo, enquanto na braquiterapia de contato a fonte é inserida próximo ao tecido-alvo. A braquiterapia apresenta como vantagem sobre a teleterapia a possibilidade de entregar a dose necessária em menor período de tempo e com uma fonte próxima ao tumor, o que minimiza os efeitos adversos nos tecidos adjacentes.[2] Para essa modalidade são utilizados aplicadores, conforme demonstrado no Capítulo 4 – Fotobiomodulação na estenose vaginal.

A teleterapia e a braquiterapia podem ser indicadas de forma associada ou isolada, e também há possibilidade de serem associadas ao uso da quimioterapia sensibilizante.[3] Independente da modalidade, a radiação pode ter uma ação direta e/ou indireta no tecido, podendo desencadear uma resposta subletal, potencialmente letal ou letal na célula. Esta resposta está relacionada com a fase do ciclo celular em que a célula se encontra.[1]

Estima-se que 5 a 20% dos pacientes submetidos à radioterapia pélvica apresentarão eventos adversos importantes, representados no Quadro 3-1.[4]

Entre os efeitos adversos, a radiodermite (radiodermatite ou dermatite por radiação) é uma reação cutânea provocada pela radiação e é um dos grandes desafios por sua severidade e possibilidade de cronicidade. Seus fatores de risco incluem:[5]

- Doenças do tecido conjuntivo (lúpus eritematoso sistêmico, esclerose sistêmica ou doença mista do tecido conjuntivo).
- Distúrbios genéticos que afetam o DNA epidérmico (síndrome do nevo de células basais).
- Síndromes de ruptura cromossômica.
- Doenças infecciosas, particularmente o vírus da imunodeficiência humana (HIV).
- *Diabetes mellitus.*
- Dano celular prévio por uso de medicamento radiossensibilizante (por exemplo, paclitaxel ou docetaxel).

Quadro 3-1. Relação dos Eventos Adversos Tardios Subsequentes ao Tratamento Radioterápico sobre os Órgãos ou Funções

Órgão/Função	Eventos Adversos
Pele	Inflamação, atrofia, mudança de pigmentação, alopecia, telangiectasia e ulceração
Tecido subcutâneo	Fibrose, perda de tecido adiposo, necrose
Mucosa	Atrofia diminuição da umidade, telangiectasia, ulceração
Intestino	Diarreia, estenose, enterorragia, cólica, perda de muco, obstrução, cirurgia para tratamento de evento adverso e necrose, perfuração e fístula, retite
Bexiga e uretra	Atrofia, telangiectasia, imatura, disúria, redução de capacidade volumétrica, necrose, hemorragia e cistite, alteração da frequência urinária, incontinência urinária
Osso	Diminuição da sensibilidade, esclerose, dor, necrose, fratura espontânea, descalcificação
Ovário	Fogacho, dismenorreia, menopausa, anovulação, osteoporose, infertilidade
Colo do útero	Dor, sangramento, piométrio, hematometria, necrose, ulceração, estenose, amenorreia, dismenorreia, incompetência
Função sexual	Dispareunia, alteração da libido e do prazer, diminuição da umidade vaginal, estenose

Fonte: Vidal (2008).[4]

Quadro 3-2. Classificação da Radiodermite Adaptado de Radiation Therapy Oncology Group

Grau	Característica
RTOG-0	Assintomático
RTOG-I	Eritema folicular fraco, epilação, descamação seca
RTOG-II	Eritema folicular brando, descamação úmida
RTOG-III	Descamação úmida confluente, edema "casca de laranja"
RTOG-IV	Ulceração, hemorragia, necrose

Fonte: Rezende e Lenzi, 2020.[6]

O mecanismo de desenvolvimento da radiodermite está amplamente ligado à resposta inflamatória associada ao estresse oxidativo. O dano celular induzido pela radiação (principalmente na fase mitótica) desencadeia uma cascata inflamatória que, quando se torna crônica associada ao estresse oxidativo, leva a alteração de citocinas, alteração de ciclo celular e promove, também, danos ao DNA. Estas alterações sustentam a cascata inflamatória e, consequentemente, levam à reparação tecidual desordenada.[3]

A severidade da agressão na pele depende da dose de radiação, dose por fração, tempo total de tratamento, tipo e energia do feixe, área de superfície da pele exposta à radiação, do uso de quimioterapia sensibilizante, associada e fatores de risco individuais. A classificação da radiodermite, segundo o Radiation Therapy Oncology Group (RTOG), está descrita no Quadro 3-2.[6]

RADIODERMITE AGUDA

A radiodermite é considerada uma resposta aguda quando ocorre durante o tratamento e é caracterizada por uma desordem tecidual (eritema, ressecamento do tecido ou mesmo uma descamação úmida). A radiodermite aguda (Figs. 3-2 e 3-3) geralmente surge de 10 a 14 dias após o início das sessões de radioterapia. Atualmente os quadros de radiodermite estão mais brandos, pelo avanço tecnológico dos equipamentos de radioterapia.[7]

O início do processo da radioterapia afeta a pele de maneira direta e agressiva. A lesão celular inicial resulta da produção de radicais livres de curta duração e quebras irreversíveis da fita dupla no DNA nuclear e mitocondrial, aglomerado de cromatina nuclear, inchaço do núcleo, desfiguração nuclear ou perda da membrana nuclear,

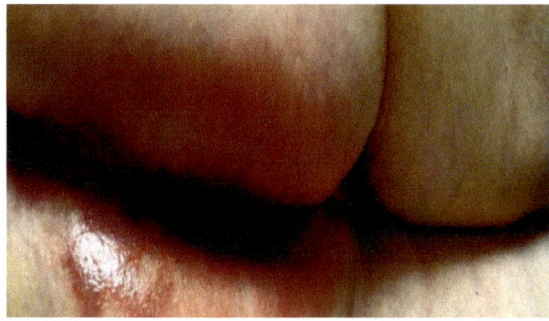

Fig. 3-2. Radiodermite aguda no ânus.

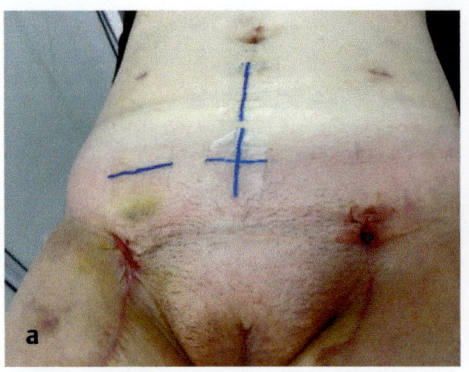 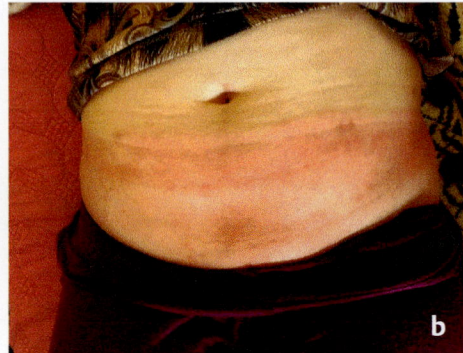

Fig. 3-3. (a, b) Radiodermite pélvica aguda.

distorção mitocondrial e degeneração do endoplasma, bem como necrose celular direta e apoptose, que ocorrem em decorrência de radiação. Por causa da produção de radicais livres, uma cascata de citocinas inflamatórias é induzida, e várias citocinas e quimiocinas são produzidas, incluindo interleucinas 1 e 6, fator de necrose tumoral-α e fator de crescimento transformador-β. Essas citocinas agem nas células endoteliais de vasos locais, que expressam moléculas de adesão, constitutivamente, e induzem a migração de leucócitos e outras células imunológicas da circulação à pele irradiada. A redução e o comprometimento das células-tronco funcionais induzidas por radiação levam à alteração na renovação normal das células da pele.[7,8]

Uma reação cutânea imediata pode aparecer após a exposição, que está relacionada com resposta inflamatória, liberação de substâncias semelhantes à histamina, permeabilidade e dilatação dos capilares, e subsequente edema dérmico. Apresenta-se com eritema cutâneo temporário precoce que pode ser visto dentro de algumas horas após a radiação e desaparece após 24-48 horas. Após o surgimento do eritema inicial, a fase posterior inclui edema adicional, aumento da dilatação dos capilares e extravasamento de eritrócitos, o que resultou em uma reação eritematosa. Esta fase é seguida por afinamento da epiderme, dano às células epiteliais, degeneração das glândulas, redução da secreção de sebo e suor e aglomerados de corneócitos esfoliados (escamas), que se manifestam como descamação seca. Se os danos às células basais e glândulas forem mais graves, ocorrem necrose epidérmica, exsudatos fibrinosos e descamação úmida. A manifestação de descamação úmida resulta da formação de pequenas bolhas dentro e ao redor da camada basal da epiderme, que também se pode estender para as camadas mais superficiais. A epiderme descama quando essas bolhas se rompem, desnudando a derme e causando depilação permanente. Finalmente, necrose da pele ou ulceração da espessura total na derme pode-se desenvolver como o dano mais grave de altas doses de radiação.[8]

Em relação à prevenção e aos cuidados no tratamento da radiodermite aguda, várias revisões sistemáticas[5,9,10] descrevem sua importância e enfatizam as seguintes recomendações básicas:

- Lavar a área irradiada diariamente com água e sabão neutro (agentes de pH neutro).
- Dar preferência a roupas largas e tecido de algodão.

- Evitar alguns tipos hidratantes para a pele, com perfumes e loções à base de álcool e cera ou cremes depilatórios.
- Evitar extremos de calor e frio.
- O uso de corticoides tópicos para alívio de coceira e queimação é recomendado, sugere-se também seu uso profilático com alto nível de evidência científica.

Há riscos de reinfecção, principalmente em tumores ginecológicos ou de canal anal, e muitas vezes se associam à radiodermite graus 3-4. Deve-se ter muito cuidado durante as aplicações da radioterapia, evitando o contato entre pregas de tecido cutâneo ou em genitália, contato de roupa apertada e traumas na área.[5]

RADIODERMITE CRÔNICA

Quando a reação inflamatória se prolonga além do término da radioterapia, caracteriza-se a radiodermite crônica, podendo apresentar atrofia da pele, desaparecimento de estruturas foliculares, fibrose tecidual, alterações de pigmentação, telangiectasia e necrose tecidual. A radiodermite crônica pode ter início a partir de 90 dias após o término da terapia ionizante (Fig. 3-4).[7]

A radiodermite crônica apresenta alterações cutâneas que aparecem meses ou anos após a radioterapia. Geralmente se apresenta na forma de poiquilodermia, com áreas hiper ou hipopigmentada, atrofia cutânea e telangiectasias. O aparecimento de telangiectasias, provavelmente relacionado com danos à microvasculatura, é mais comum após radiodermatite grau 3. Também são frequentes descamação, hiperceratose e xerose cutânea.[5]

Fotobiomodulação na Prevenção e Tratamento

Há considerável interesse em explorar os benefícios da fotobiomodulação (FBM) para prevenção e tratamento de eventos adversos à terapia antineoplásica. A FBM garante esses benefícios sem proteger as células tumorais e estimular sua progressão.[11]

A FBM parece estimular a proliferação do fibroblasto de várias maneiras. Uma dessas maneiras é a modulação da função dos fibroblastos por outros meios que não a

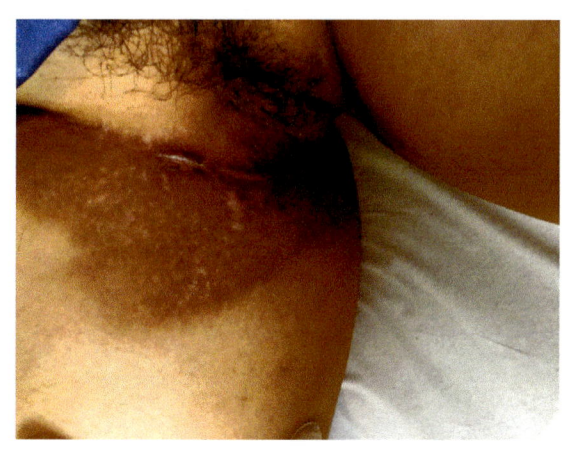

Fig. 3-4. Radiodermite crônica.

citotoxicidade celular direta, além da supressão da produção de colágeno. O uso da FBM desde o início das sessões da radioterapia diminui o grau de severidade da radiodermite.[12]

Para radiodermite, a utilização da FBM tem como objetivo a reparação tecidual, promovendo aceleração do processo de reparação, reepitelização e deposição de colágeno e, consequentemente, reorganização da matriz extracelular. As evidências científicas sugerem que a FBM acelere a cicatrização de feridas, pelo importante efeito de modulador do processo inflamatório, alcançando bons resultados terapêuticos em processos cicatriciais, na radiodermite crônica e reconstruções de retalho cutâneo.[11]

A FBM aplicada antes da realização das sessões de radioterapia pode ser indicada para prevenção da ocorrência da radiodermite, sendo eficaz na redução da incidência, severidade e sequelas de toxicidade cutânea induzida por radiação em pacientes com câncer. Pacientes submetidos à FBM com o objetivo de prevenção da radiodermite apresentaram menores graus de radiodermite e dor.[12]

Dessa forma, o uso da FBM para prevenção e tratamento da radiodermite vem sendo estudado há alguns anos, com resposta favorável à redução do grau de severidade da lesão.[13] O mecanismo de ação da FBM com *laser* de baixa potência pode ser explicado pela absorção da energia pelo cromóforo citocromo C oxidase, que se encontra no complexo 4 da mitocôndria, detalhadamente explicado no Capítulo 1, e desencadeia uma série de sinalizações que vão modular a inflamação, consequentemente uma resposta positiva à reparação do tecido (Fig. 3-5).

Existe grande variabilidade de parâmetros para tratamento e prevenção da radiodermite. O uso da luz infravermelha próxima para prevenção com 2 a 3 J pode ter a densidade de potência variável entre 20-150 mW/cm^2, e tanto o modo de emissão contínuo quanto o pulsado podem ser empregados.

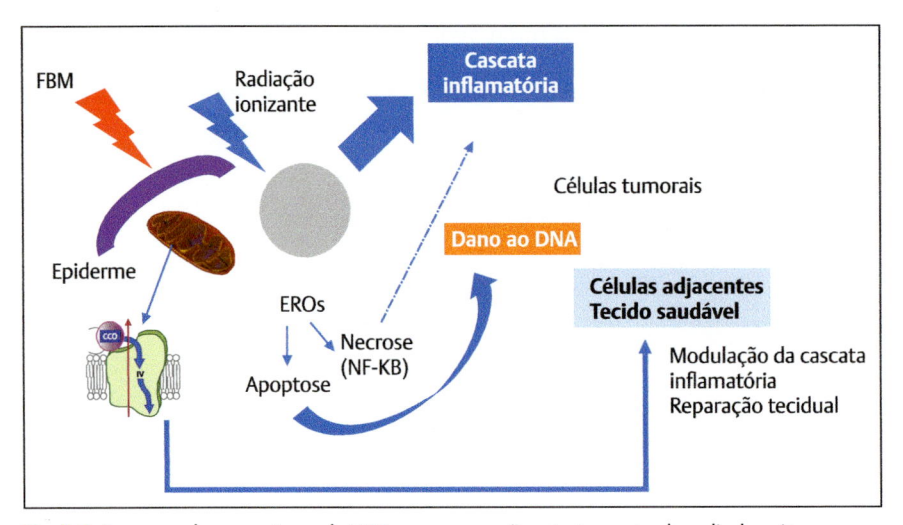

Fig. 3-5. Esquema do mecanismo da FBM para prevenção e tratamento da radiodermite.

A aplicação deve ser pontual e iniciar no mesmo dia do início das sessões de radioterapia (Fig. 3-6).

Para o tratamento sugere-se o uso do comprimento de luz vermelha associado ao infravermelho próximo com energia de 1 a 4 J, aplicado de maneira pontual, conforme a Figura 3-7.

Para o tratamento de telangiectasias persistentes associadas à radiodermite, a utilização da fototerapia de luz pulsada, no entanto pouca evidência confirma a segurança e parâmetros ideais do uso desta energia na pele sensibilizada pela radiodermite em fase crônica induzida por radioterapia que apresentam este tipo de quadro associado.[14]

Neste cenário a luz no comprimento de onda azul é um excelente recurso com ação regeneradora, prevenção de fibrose, assim como seu efeito bacteriostático. Sugere-se a aplicação de 20 minutos com dispositivo de LED acima de 300 mW, como demonstrado na Figura 3-8.

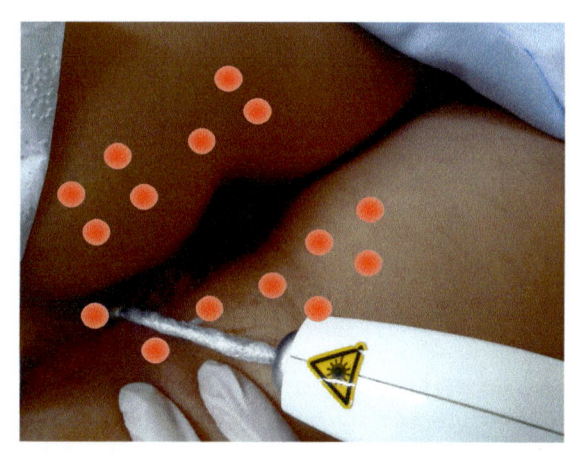

Fig. 3-6. Sugestão de local de aplicação para prevenção de radiodermite anal provocada por teleterapia.

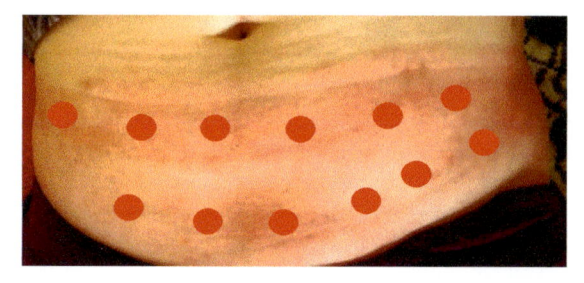

Fig. 3-7. Tratamento da radiodermite grau 2.

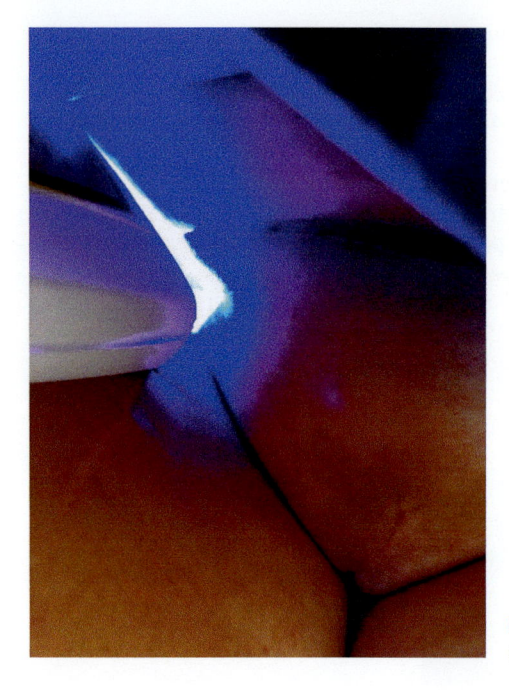

Fig. 3-8. Aplicação da luz azul sobre a pele com radiodermite.

FIBROSE RADIOINDUZIDA

A fibrose radioinduzida ou induzida por radiação (FRI) é um efeito adverso tardio da radioterapia, podendo ocorrer semanas e meses após o tratamento, mas normalmente entre 4 e 12 meses após o término da radioterapia (Figs. 3-9 e 3-10).[15] A fibrose cutânea, que pode ser localizada ou generalizada, pode estar associada a retração e limitações de movimento. Esta fibrose é desencadeada por vários fatores, onde se destaca o TGF-β, fator que ativa os fibroblastos, que, por sua vez, sintetizam e secretam pró-colágeno e outros componentes da matriz extracelular.

O mecanismo de lesão pela irradiação pode durar meses após o término da radioterapia. Esta cronificação do processo de reparação tecidual induz a formação da fibrose. Nesta fase o tecido irradiado torna-se progressivamente denso pelo excesso de matriz extracelular, portanto, o tecido fica pouco vascularizado e bastante fragilizado. Em longo prazo predispõe ao linfedema, alterações musculoesqueléticas, dor e queda da qualidade de vida.[16]

A FRI afeta quase todos os tecidos do corpo após radioterapia, incluindo pele, tecido mole, músculo e pulmão, e seu desenvolvimento imita a cicatrização de feridas irregulares. Na FRI, gatilhos de lesão por radiação inflamarão, estimulando, por sua vez, a diferenciação de fibroblastos em miofibroblastos. Estes miofibroblastos sofrerão proliferação excessiva e produzirão excesso de componentes de matriz de colágeno e extracelular, levando, em última análise, à redução do tecido. Acredita-se que o desenvolvimento da FRI seja mediado, em grande parte, pelo fator de crescimento beta (TGF-β), que promove a secreção do excesso de colágeno, fibronectina e proteoglicanas por miofibroblastos e diminui a produção de metaloproteínas matriciais. Acredita-se que a FRI tenha tanto componentes reversíveis quanto irreversíveis.[5,12]

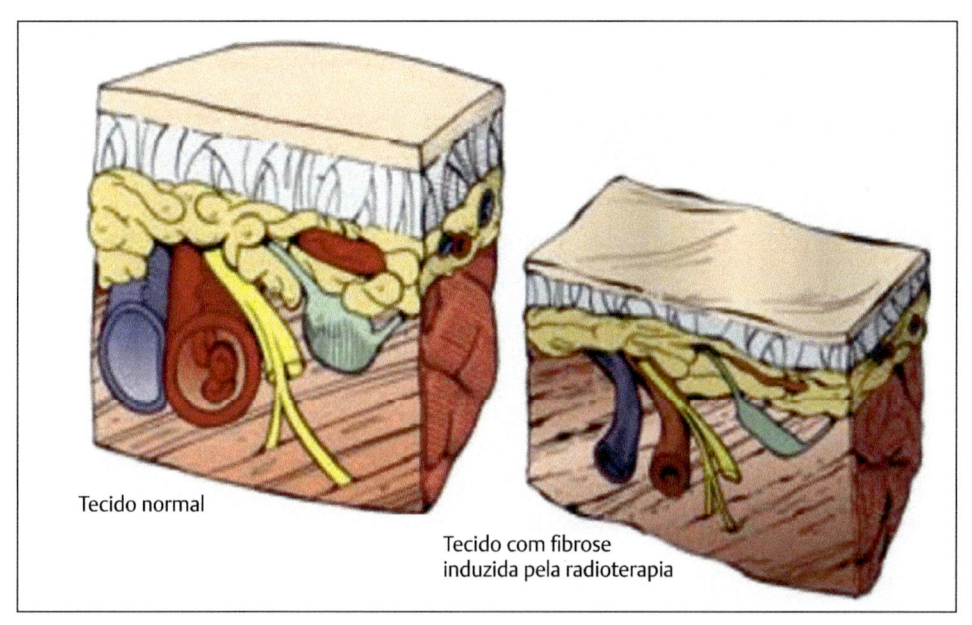

Fig. 3-9. Esquema dos diferentes tecidos. (Fonte: www.uptodate.com)

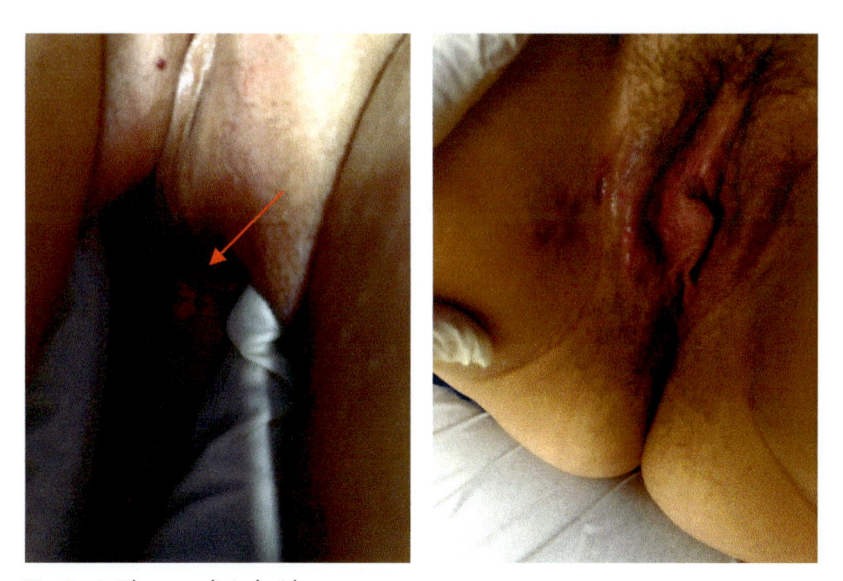

Fig. 3-10. Fibrose radioinduzida.

A FBM com comprimento de luz vermelha (620-750 nm) é um tratamento seguro, não invasivo, que pode ser combinado com as modalidades de tratamento já existentes. Além disso, o espectro de luz vermelha visível tem penetração na epiderme e alcance a derme, o que afeta a função dos fibroblastos.

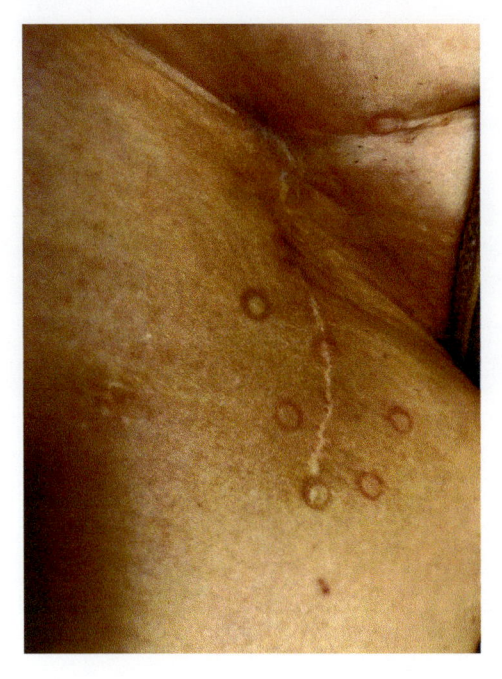

Fig. 3-11. Uso da FBM com *laser* de baixa potência (660 nm + 808 nm; 3 J; 100 mW) para tratamento de fibrose radioinduzida na região cicatricial após linfonodectomia inguinal.

A modulação dos processos mitocondrial, intracelular e nuclear, em última análise, altera os processos celulares envolvidos na proliferação de fibroblastos. O controle da proliferação de fibroblastos é uma estratégia terapêutica crítica para tratar fibrose cutânea.

A FBM tem efeito terapêutico em fases distintas da FRI, com efeitos anti-inflamatórios precoces, reduzindo o ambiente pró-fibrótico enquanto reduz e reverte a fibrose em fases posteriores, promovendo resolução e remodelação tecidual. Entretanto, os mecanismos bioquímicos subjacentes e os efeitos clínicos da FBM de luz visível da fibrose cutânea não estão bem caracterizados.

À medida que a compreensão dos mecanismos bioquímicos e efeitos clínicos da FBM continuam a avançar, alvos terapêuticos adicionais em vias relacionadas podem surgir. Acredita-se que o uso da FBM tenha o potencial de alterar o paradigma de tratamento atual da fibrose cutânea. Recomenda-se a aplicação do comprimento de luz vermelho associado ao infravermelho, 3 a 5 J, por ponto (Fig. 3-11).

REFERÊNCIAS BIBLIOGRÁFICAS

1. Cid Sánchez DR, Rivas Ruiz R, Quijano Castro OF, Garay Villar O, Camacho AR. Chronic morbidity in patients with endometrial cancer who received adjuvant radiotherapy. Cureus. 2019;11(12):e6325.
2. Tanderup K, Ménard C, Polgar C, Lindegaard JC, Kirisits C, Pötter R. Advancements in brachytherapy. Adv Drug Deliv Rev. 2017;109:15-25.
3. Wei J, Meng L, Hou X, Qu C, Wang B, Xin Y, et al. Radiation-induced skin reactions: mechanism and treatment. Cancer Manag Res. 2019;11:167-77.
4. Vidal MLB. Efeitos adversos tardios subsequentes ao tratamento radioterápico para câncer de colo uterino na bexiga, reto e função sexual. [Dissertação de tese de mestrado]. Rio de Janeiro: LILACS, Inca; 2008. 94 p.

5. Rose PG, Ali S, Watkins E, Thigpen JT, Deppe G, Clarke-Pearson DL, et al. Long-term follow-up of a randomized trial comparing concurrent single agent cisplatin, cisplatin-based combination chemotherapy, or hydroxyurea during pelvic irradiation for locally advanced cervical cancer: a Gynecologic Oncology Group Study. J Clin Oncol. 2007;25(19):2804-10.
6. Rezende L, Lenzi J. Eletrotermofototerapia em Oncologia. Rio de Janeiro: Thieme Revinter Publicações; 2020.
7. Aragués IH, Perez AP, Fernadez RS. Dermatosis inflamatórias associadas à radioterapia. Actas Dermo-sifiliogr. 2017;108 (3):209-20.
8. Sourati A, Ameri A, Malekzadeh M. Acute side effects of radiation therapy a guide to management. Springer International Publishing AG; 2017.
9. Bolderston A, Lloyd NS, Wong RKS, Holden L, Robb-Blenderman L. Supportive care guidelines group of cancer care ontario program in evidence-based care. The prevention and management of acute skin reactions related to radiation therapy: A systematic review and practice guideline. Support Care Cancer. 2006;14:802-17.
10. Wong RKS, Bensadoun R-J, Boers-Doets CB, Bryce J, Chan A, Epstein JB, et al. Clinical practice guidelines for the prevention and treatment of acute and late radiation reactions from the MASCC Skin Toxicity Study Group. Support Care Cancer. 2013;21:2933-48.
11. Bensadoun RJ. Photobiomodulation or low-level laser therapy in the management of cancer therapy-induced mucositis, dermatitis and lymphedema. Curr Opin Oncol. 2018;30(4):226-32.
12. Strouthos I, Chatzikonstantinou G, Tselis N, Bon D, Karagiannis E, Zoga E, et al. Photobiomodulation therapy for the management of radiation-induced dermatitis A single-institution experience of adjuvant radiotherapy in breast cancer patients after breast conserving surgery. Controlled Clinical Trial Strahlenther Onkol. 2017;193(6):491-8.
13. González-Arriagada WA, Ramos LMA, Andrade MAC, Lopes MA. Efficacy of low-level laser therapy as an auxiliary tool for management of acute side effects of head and neck radiotherapy. J Cosmet Laser Ther. 2018;20(2):117-22.
14. Lanigan SW, Joannides T. Pulsed dye laser treatment of telangiectasia after radiotherapy for carcinoma of the breast. Br J Dermatol. 2003;148:77-9.
15. Schultze-Mosgau S, Wehrhan F, Grabenbauer G, Amann K, Radespiel-Troger M, Neukam FW, et al. Transforming growth factor beta1 and beta2 (TGFbeta2/TGFbeta2) profile changes in previously irradiated free flap beds. Head Neck. 2002;24:33-41.
16. Abhishek P, Neelam S, Arti S, Sharad B, Nilotpal C, Hari M, et al. Radiation Fibrosis Syndrome: The Evergreen Menace of Radiation Therapy. Asia Pac J Oncol Nurs. 2019;6(3):238-45.

ESTENOSE VAGINAL

CAPÍTULO 4

Juliana Lenzi
Mirella Dias
Laura Rezende

A base do tratamento do câncer ginecológico envolve, frequentemente, abordagem cirúrgica, quimioterapia e radioterapia pélvica. A radioterapia (RT) caracteriza-se por um tratamento local, cujos benefícios são inquestionáveis.[1] Entre as possíveis modalidades na oncoginecologia, encontram-se a aplicação externa (teleterapia) e a aplicação intracavitária (braquiterapia).

Na braquiterapia de alta taxa de dose (BATD) (Fig. 4-1), uma grande dose de radiação é liberada junto ao tumor ou muito próxima a ele.[2,3] A BATD pode ser usada de maneira isolada ou associada à teleterapia, cirurgia ou quimioterapia. A taxa de dose representa a quantidade de radiação emitida por uma fonte radioativa, podendo-se dividir em baixa taxa de dose (até 2,0 Gy/hora) e alta taxa de dose (0,2 Gy/minuto).[4]

Apesar do excelente resultado alcançado em relação à diminuição da recorrência local e ao aumento da sobrevida após o câncer ginecológico, a realização de radioterapia está associada ao aparecimento de eventos adversos tardios, que causam grande impacto na qualidade de vida das mulheres,[5] como alterações nos sistemas gastrointestinal e geniturinário,

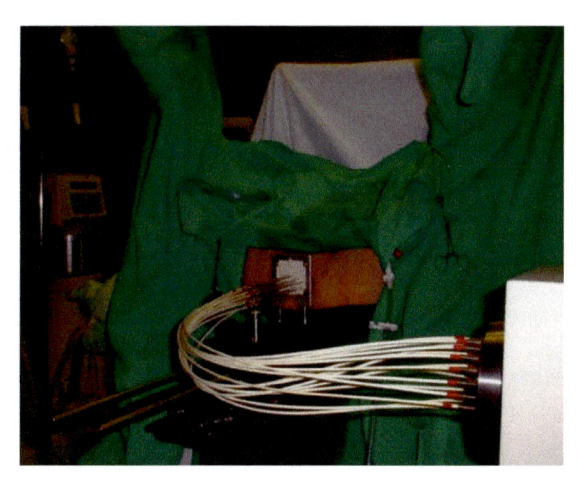

Fig. 4-1. Realização da braquiterapia.

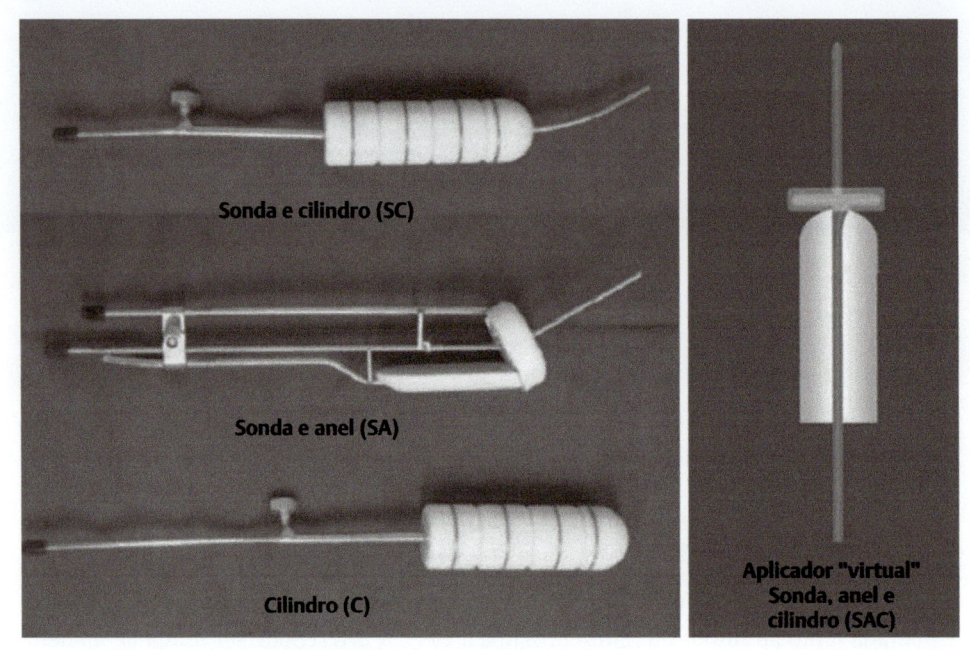

Fig. 4-2. Aplicadores de braquiterapia. (Fonte: Guimaraes R, 2009.)[7]

podendo resultar em diarreia, sangramento vaginal e/ou retal, disúria, incontinência urinária e/ou fecal, hematúria, sintomas relacionados com a menopausa, diminuição da lubrificação vaginal, do interesse sexual e estenose vaginal.[6]

Para a aplicação da braquiterapia é necessário que a paciente seja submetida à inserção de aplicadores (Fig. 4-2). Mesmo que o objetivo seja sempre diminuir a irradiação de tecidos adjacentes, há uma dose, mesmo que reduzida, entregue em tais tecidos (Fig. 4-3).

ESTENOSE VAGINAL

A estenose vaginal induzida por radioterapia é definida como encurtamento e/ou estreitamento do canal vaginal, resultante do acúmulo de tecido cicatricial, pelo aumento na produção de colágeno no tecido conjuntivo.[8] Tal resposta é considerada um efeito subagudo da radioterapia, mas há relatos da possibilidade de aparecer até 5 anos após o término do tratamento.[1,9,10] É importante salientar que há variações nas medidas do comprimento do canal vaginal e são considerados valores normais entre 7 a 10 cm de comprimento e 2 a 3,5 cm de largura quando se dilata.[11,12] A Figura 4-4 compara a abertura e o comprimento de um canal vaginal normal e um com estenose vaginal após a realização da radioterapia.

A incidência da estenose vaginal é bastante variável e dependerá das características individuais da paciente, do estadiamento da doença, da dose de radiação recebida e da radiossensibilidade do tecido.[3] Kirchheiner *et al.* (2016) encontraram 41% de estenose vaginal grau 1 e 17% grau 2, observando que quanto maior a dose, principalmente quando direcionada ao ápice da vagina na direção do reto, maior o grau da estenose.[8] As mulheres que recebem doses mais altas na vagina são as mais propensas a desenvolver a estenose.[13]

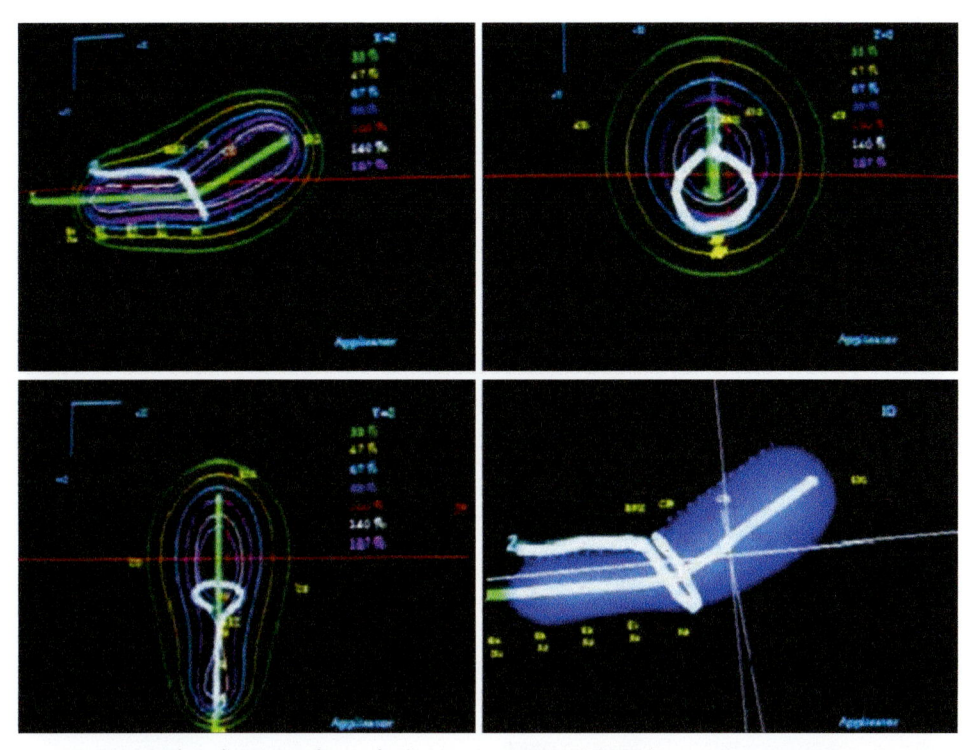

Fig. 4-3. Energia da radioterapia dissipada. (Fonte: Guimaraes R, 2009.)[7]

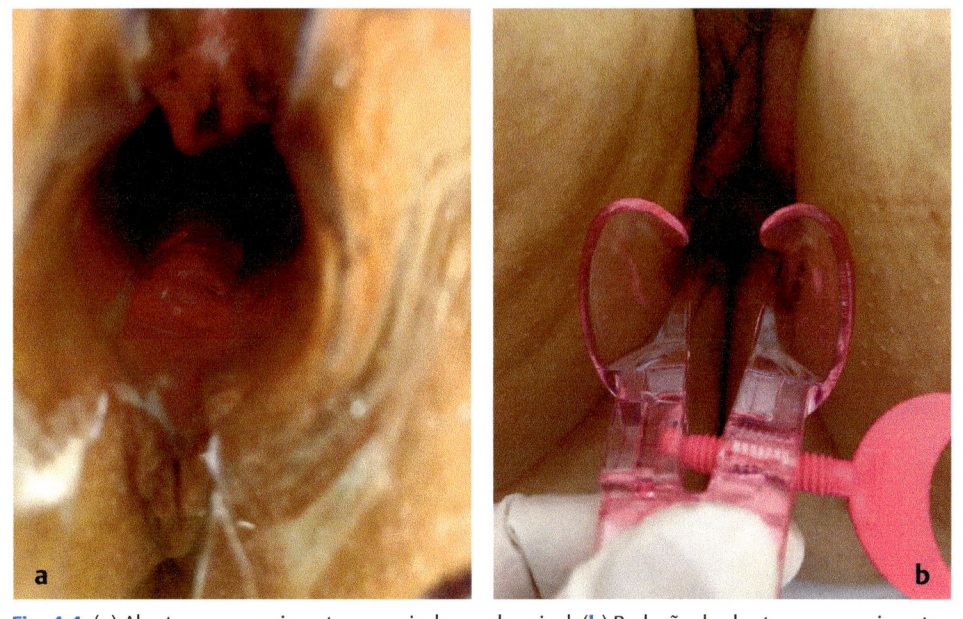

Fig. 4-4. (a) Abertura e comprimento normais do canal vaginal. (b) Redução da abertura e comprimento do canal vaginal.

Quando o tempo de acompanhamento é maior, a incidência da estenose vaginal aumenta. Em estudo com 630 mulheres com câncer de colo de útero, foi encontrada 59% de estenose vaginal 24 meses após a radioterapia.[8]

Até recentemente a vagina não era incluída entre os tecidos que sofrem com o tratamento do câncer ginecológico.[14] No entanto, em razão da proximidade da mucosa vaginal e da presença de lesões oncológicas no colo uterino, a dose recebida no canal vaginal pode ser tão alta quanto a prescrita para tratar a doença.[15] Mesmo a mucosa vaginal tendo uma tolerância razoável à radiação,[15] podem ser observadas alterações na microvasculatura, que resultam em atrofia da mucosa vaginal, levando à hipóxia e à fibrose[15-17] Reações adversas mais graves são raras.[15]

A estenose vaginal ocorre, frequentemente, 3 meses após finalização das sessões de radioterapia, sendo, portanto, considerada uma reação tardia.[3] O resultado da radiação é um aumento expressivo na produção de colágeno no tecido fibroconectivo da submucosa, resultando em alterações atróficas e obliteração da camada muscular e da vasculatura.[3,17] Clinicamente, a mucosa vaginal evolui com o desenvolvimento de telangiectasias, palidez, aderências, perda de elasticidade e fragilidade (Fig. 4-5), o que implicará em grandes alterações na qualidade de vida, principalmente nas mulheres sexualmente ativas, além de prejudicar a realização dos exames de seguimento.[14-16]

Não há consenso sobre a melhor forma de avaliação da estenose vaginal.[2] Fatores relacionados com as reações agudas estão associados à predisposição ao desenvolvimento de efeitos tardios, como a palidez da mucosa vaginal e a presença de telangiectasia.[14] Assim sugere-se que a avaliação do canal vaginal ocorra o mais precoce possível.

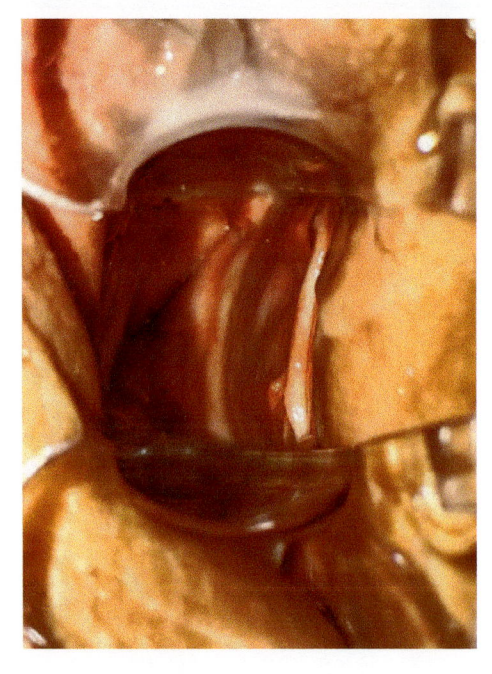

Fig. 4-5. Estenose em fundo de vagina com aderências em paredes laterais.

Palidez da Mucosa Vaginal

A palidez observada no tecido vaginal tem sido fortemente relacionada como fator predisponente para a ocorrência de estenose tardia, em virtude da modificação da mucosa, tornando-a fina e ressecada, atrófica, podendo evoluir para o desenvolvimento de fibrose tecidual. A palidez da mucosa identifica atrofia e fragilidade do tecido.[18] Quanto maior o grau de palidez da mucosa, maior o risco do desenvolvimento da estenose.[12] Dessa forma, a identificação precoce do grau da palidez é fundamental para evitar complicações a longo prazo[19] e promoção de melhor qualidade de vida, uma vez que intervenções preventivas à ocorrência da estenose vaginal poderiam ser iniciadas.[20] A classificação pode ser observada no Quadro 4-1.[18]

Outra forma de classificação dos diferentes graus de palidez da mucosa vaginal é por meio da vaginoscopia, como demonstrado na Figura 4-6.

Quadro 4-1. Classificação da Palidez da Mucosa Vaginal[18]

Grau	Palidez da Mucosa
Grau 0	Mucosa rosada, aparência uniforme e com rugosidades normais
Grau 1	Mucosa levemente manchada e pálida, rugosidades diminuídas
Grau 2	Palidez moderada, com áreas mais intensas, redução da rugosidade
Grau 3	Palidez severa em toda a mucosa, redução da rugosidade

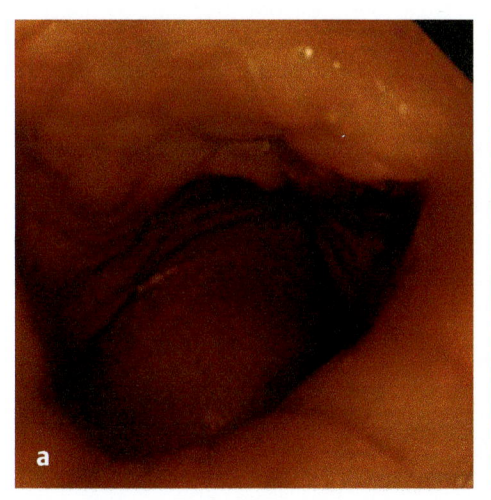

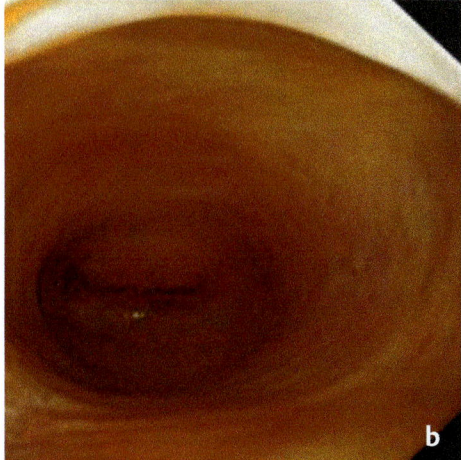

Fig. 4-6. Palidez da mucosa vaginal observada na vaginoscopia. Palidez da mucosa: (**a**) grau 0; (**b**) grau 1. *(Continua.)*

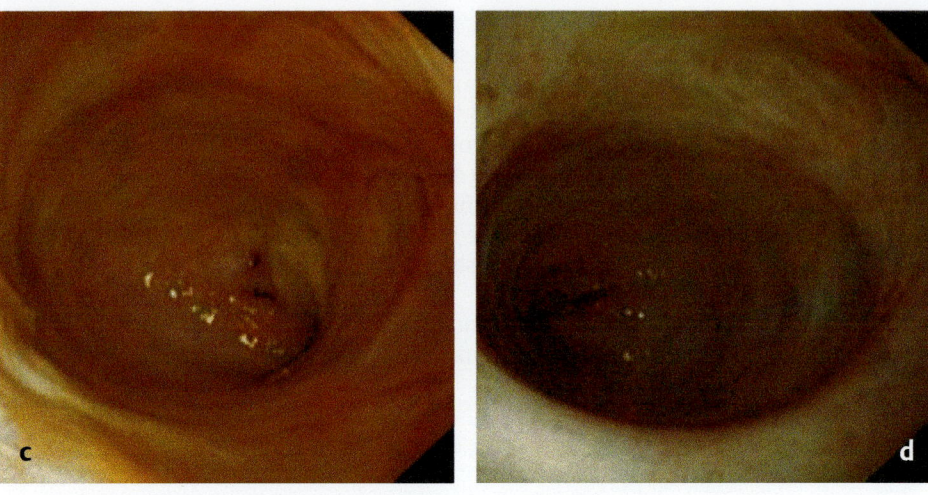

Fig. 4-6. *(Cont.)* (c) grau 2; (d) grau 4. (Fonte: Kirchheiner et al., 2012.)[8]

Telangiectasias

As telangiectasias são um sinal de alterações vasculares, sendo observada a formação de vasos sanguíneos superficiais anormais na mucosa vaginal que, após a realização de exames ginecológicos ou atividade sexual, podem desencadear sangramento local. A presença de telangiectasias está relacionada com o afinamento e o ressecamento da mucosa vaginal, bem como atrofia e fibrose tecidual.[14] No Quadro 4-2 encontra-se uma escala para a identificação do grau de telangiectasias após o tratamento do câncer de colo uterino.[8]

A escala *Common Criteria for Adverse Events Version* (CTCAE v4.03)[21] classifica a estenose vaginal em três graus:

- *Grau 1:* encurtamento ou estreitamento assintomáticos.
- *Grau 2:* encurtamento e/ou estreitamento que não interferem no exame físico.
- *Grau 3:* encurtamento e/ou estreitamento que interferem no uso de absorventes internos, relação sexual e exame físico.

Quadro 4-2. Classificação das Telangiectasias

Grau 0	Não há presença de telangiectasia
Grau 1	Até 2 telangiectasias/cm² em uma única área
Grau 2	3 a 4 telangiectasias/cm² em uma única área
Grau 3	Qualquer número de telangiectasias em múltiplas áreas

Adaptado de Kirchheiner et al., 2012.[8]

ESTENOSE VAGINAL

Outro instrumento comumente utilizado para avaliar efeitos tardios do tratamento nos tecidos é a escala LENT SOMA (*Late Effects of Normal Tissue/Subjective Objetctive Management Analytic* – LENT SOMA) (Quadro 4-3),[22] que avalia, de forma objetiva, a duração, obliteração e frequência da relação sexual, e de forma subjetiva a secura vaginal, dispareunia, diminuição do desejo e satisfação sexual. Esta escala verifica, ainda, as condutas utilizadas para o tratamento da estenose vaginal, como o uso de lubrificantes, de reposição hormonal e dos dilatadores vaginais. Avalia, também, em última instância, a qualidade de vida relacionada com a presença da estenose vaginal.[23]

Para avaliação do canal vaginal, medidas de comprimento, largura e área podem ser realizadas utilizando um histerômetro. O comprimento vaginal pode ser mensurado, em centímetros, desde o anel himenal até o fórnice posterior, e a área pode ser mensurada por meio da utilização de dilatadores vaginais de diferentes diâmetros. A medida da largura vaginal pode ser verificada através da abertura do espéculo vaginal (número de voltas).[24,25] Na prática clínica pode ser utilizada a espátula de Ayre para mensurar o tamanho do canal vaginal (Fig. 4-7).

Quadro 4-3. Escala LENT/SOMA de Avaliação dos Efeitos da Radioterapia[22]

	Grau 1	Grau 2	Grau 3	Grau 4
Mama				
Subjetivo – Dor	Hipersensação ocasional ou mínima	Intermitente e tolerável	Persistente e intensa	Refratária e insuportável
Objetivo – Telangiectasia	< 1 cm²	1 a 4 cm²	> 4 cm²	-
Objetivo – Fibrose	Mal palpável, aumento da densidade	Definido aumento de intensidade e fibrose	Densidade muito marcada, retração e fixação	-
Objetivo – Edema	Assintomático	Sintomático	Disfunção secundária	-
Objetivo – Retratação, atrofia	10 a 25%	> 24 a 40%	> 40 a 75%	
Objetivo – Ulceração	Epidérmica apenas, < 1 m³	Dérmica apenas, < 1 m³	Subcutânea	Osso exposto e necrose; braço inútil
Objetivo – Linfedema	Aumento de 2 a 4 cm	> 4 a 6 cm	> 6 cm	Braço inútil
Pele				
Alteração de pigmentação	Transitória, leve	Permanente, marcada	-	-

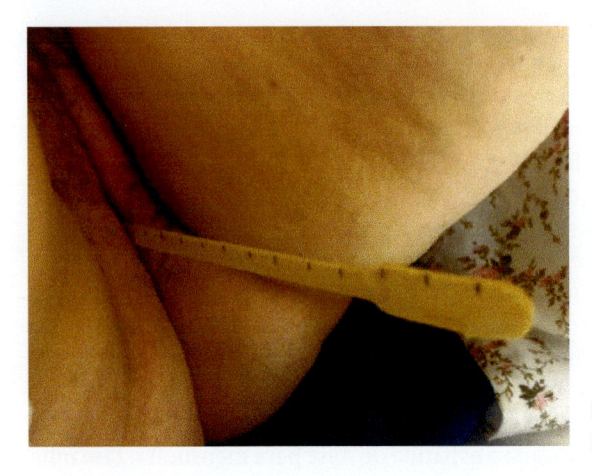

Fig. 4-7. Utilização da espátula de Ayre para medida do canal vaginal.

PREVENÇÃO E TRATAMENTO DA ESTENOSE VAGINAL

As evidências atuais para definir a prevenção e o tratamento da estenose vaginal ainda são limitadas. A maioria dos estudos sugere o uso dos dilatadores vaginais (DV)[26,27] (Fig. 4-8).

A utilização dos DV é indicada logo após a finalização da radioterapia pélvica e objetiva prevenir a formação de aderências nas paredes da mucosa vaginal. Com o uso prolongado dos DV é possível promover o alongamento do canal vaginal, promovendo o crescimento de novas células epiteliais e prevenindo a formação de fibroses teciduais.[14] O uso do DV por mais de 1 ano após a finalização da radioterapia parece reduzir o risco do desenvolvimento da estenose vaginal.[28,29]

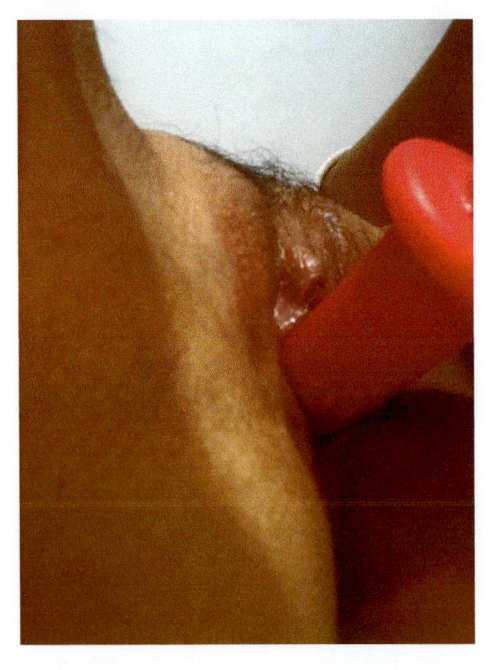

Fig. 4-8. Uso do dilatador para tratamento de estenose vaginal.

Recomenda-se o início da dilatação vaginal após a finalização da fase inflamatória, que se dá por volta de 15 dias após o término da braquiterapia. Qualquer objeto de formato cilíndrico pode ser utilizado com o objetivo de promover a expansão do tecido vaginal.[27] Os DV devem permanecer inseridos no canal vaginal, entre 5 a 10 minutos, 2 a 3 vezes por semana. O uso dos DV deve ser por tempo indeterminado, mesmo que a mulher mantenha relações sexuais.[26]

A adesão ao uso dos DV parece ser o maior obstáculo para que o uso na prática clínica tenha maiores níveis de evidências. Estudos mostraram não adesão de 40% ao uso dos dilatadores maiores; outros autores relataram adesão de 42% no primeiro trimestre após finalização do tratamento, decrescendo ao longo do tempo.[30,31] Questões emocionais também podem estar relacionadas com a baixa adesão ao uso dos DV, visto que esta prática pode ser considerada complexa para algumas mulheres e trazer profundas implicações psicológicas, considerando também que o procedimento pode ser doloroso e, em virtude do aparecimento das telangiectasias, causar sangramento[14,32] em decorrência do rompimento do epitélio durante a dilatação (Fig. 4-9).[26]

Considera-se importante mencionar a escassez de estudos com alta qualidade e com amostras consistentes em mulheres com cânceres ginecológicos, a fim de que se possa compreender mais adequadamente os efeitos do início precoce e tardio dos DV e sua relação com a permeabilidade vaginal.[33] Desta forma, é imprescindível educar as pacientes quanto à importância na adesão a esta prática, visto que as mulheres, muitas vezes, consideram-se incapazes de seguir regularmente as orientações quanto ao uso, pois relatam sentimentos como ansiedade, dor, sangramento e emoções negativas.[34]

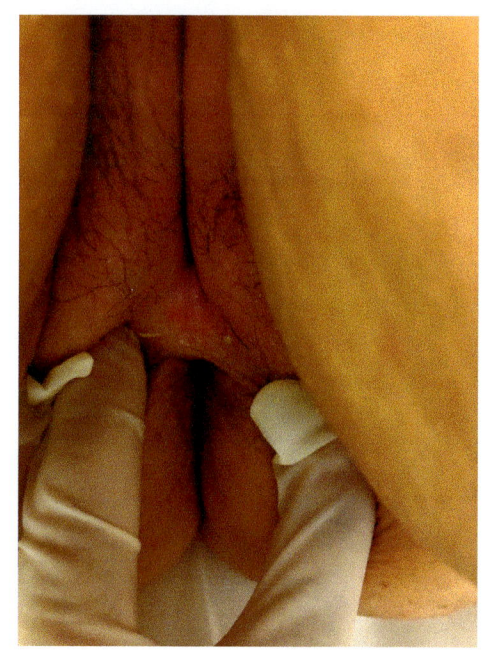

Fig. 4-9. Lesão no tecido pelo uso do dilatador vaginal.

Fotobiomodulação na Estenose Vaginal

Os benefícios clínicos do uso da fotobiomodulação (FBM) estão relacionados com o tratamento das alterações cutâneas, dos eventos adversos da radioterapia e no manejo da dor.[35] Os efeitos analgésicos da FBM estão bem estabelecidos, assim como o sucesso terapêutico na significativa aceleração da epitelização e da síntese de colágeno. Esses achados provavelmente explicam a utilização precoce da FBM em mulheres com estenose vaginal.

Na estenose vaginal a FBM apresenta uma abordagem indireta, ou seja, seus recursos facilitam o uso precoce dos dilatadores vaginais através da ação no mecanismo de reparo tecidual e na redução da algia pela inflamação local.[36] Portanto, é recomendável que sua utilização aconteça tão logo a radioterapia finalize. Sugere-se o uso associado do comprimento de onda vermelho e infravermelho próximo, com 2 J de energia aplicados pontualmente intra e extracavitário (Figs. 4-10 e 4-11).

Alguns dispositivos ainda não fabricados no Brasil parecem ser interessantes para a aplicação intracavitária (Fig. 4-12),[18] mas é importante lembrar que nem sempre o tamanho é possível de aplicação intracavitária no caso de estenose vaginal.

O uso de um *cluster* extracavitário de FBM na potência adequada (p. ex.: entre 50 a 350 mW), com a luz no comprimento vermelho associado ao infravermelho próximo, entre 3 a 6 J, conforme demonstrado na Figura 4-13, também pode trazer bons resultados.

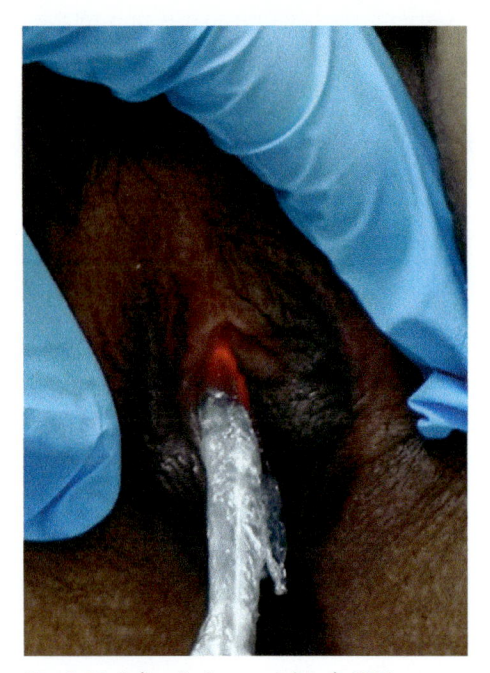

Fig. 4-10. Aplicação intracavitária da FBM em mulher com estenose vaginal.

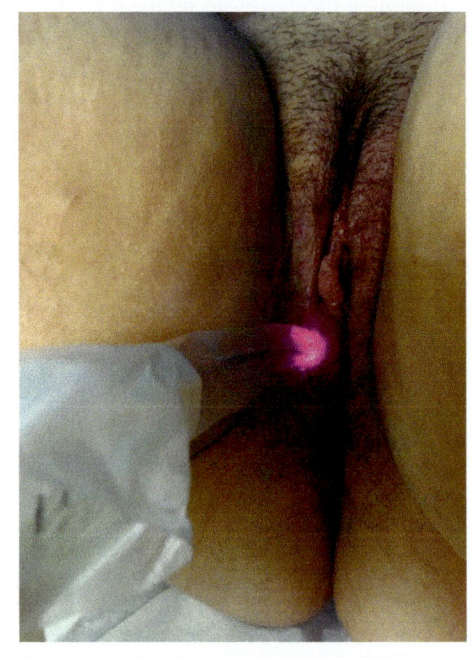

Fig. 4-11. Aplicação extracavitária da FBM em mulher com estenose vaginal.

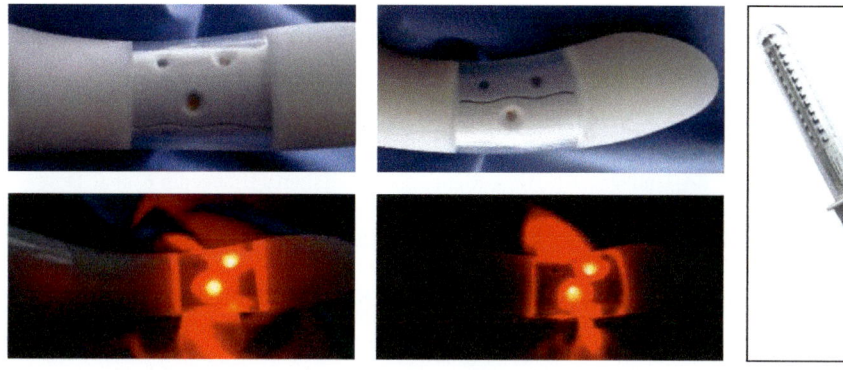

Fig. 4-12. Aplicação intracavitária da FBM. (Fonte: LaTorre *et al.*, 2019.)[35]

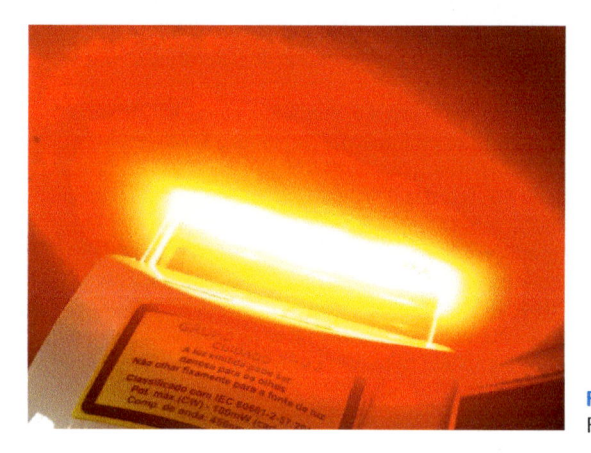

Fig. 4-13. Aplicação extracavitária da FBM.

REFERÊNCIAS BIBLIOGRÁFICAS
1. Bahng AY, Dagan A, Bruner DW, Lin LL. Determination of prognostic factors for vaginal mucosal toxicity associated with intravaginal high-dose rate brachytherapy in patients with endometrial cancer. Int J Radiat Oncol Biol Phys. 2012;82(2):667-73.
2. Rosa LM, Hammerschmidt KSA, Radünz V, Ilha P, Tomasi AVR, Valcarenghi RV. Evaluation and classification of vaginal stenosis after brachytherapy. Texto Contexto Enferm. 2016;25(2):e3010014.
3. Morris L, Do V, Chard J, Brand AH. Radiation-induced vaginal stenosis: current perspectives. Int J Womens Health. 2017;9:273-9.
4. Bernardo BC, Lorenzato FRB, Figueiroa JN, Kitoko PM. Disfunção sexual em pacientes com câncer do colo uterino avançado submetidas à radioterapia exclusiva. Rev Bras Ginecol Obstet. (Recife) 2007;29(2):85-90.
5. 5Boer SM, Powell ME, Mileshkin L, Katsaros D, Bessette P, Haie-Meder C, et al. Toxicity and quality of life after adjuvant chemoradiotherapy versus radiotherapy alone for women with high-risk endometrial cancer (PORTEC-3): an open- label, multicentre, randomised, phase 3 trial. Lancet Oncol. 2016;17(8):1114-26.

6. Vaz AF, Conde DM, Costa-Paiva L, Morais SS, Esteves SB, Pinto-Neto AM. Quality of life and adverse events after radiotherapy in gynecologic cancer survivors: a cohort study. Arch Gynecol Obstet. 2011;284(6):1523-31.
7. Guimaraes R, Carvalho H, Stuart S, Rubo R, Seraide R. Dosimetric evaluation of a combination of brachytherapy applicators for uterine cervix cancer with involvement of the distal vagina. Radiol Bras. 2009;42:209-14.
8. Kirchheiner K, Nout RA, Lindegaard JC, Haie-Meder C, Mahantshetty U, Segedin B, et al. Dose-effect relationship and risk factors for vaginal stenosis after definitive radio(chemo)therapy with image-guided brachytherapy for locally advanced cervical cancer in the EMBRACE study. Radiother Oncol. 2016;118(1):160-6.
9. Lancaster L. Preventing vaginal stenosis after brachytherapy for gynaecological cancer: An overview of Australian practices. Eur J Oncol Nurs. 2004;8(1):30-9.
10. Morris L, Do V, Chard J, Brand AH. Radiation-induced vaginal stenosis: Current perspectives. Int J Womens Health. 2017;9:273-9.
11. Araya-Castro P, Sacomori C, Diaz-Guerrero P, Gayán P, Román D, Sperandio FF. Vaginal Dilator and Pelvic Floor Exercises for Vaginal Stenosis, Sexual Health and Quality of Life among Cervical Cancer Patients Treated with Radiation: Clinical Report. J Sex Marital Ther. 2020;46(6):513-27.
12. Moore KL, Dally AF, Agur AMR. Anatomia orientada para a clínica. Rio de Janeiro (RJ): Guanabara Koogan; 2012.
13. Park HS, Ratner ES, Lucarelli L, Polizzi S, Higgins SA, Damast S. Predictors of vaginal stenosis after intravaginal high-dose-rate brachytherapy for endometrial carcinoma. Brachytherapy. 2015;14(4):464-70.
14. Kirchheiner K, Fidarova E, Nout RA, Schmid MP, Sturdza A, Wiebe E, et al. Radiation-induced morphological changes in the vagina. Strahlenther Onkol. 2012;188(11):1010-9.
15. Yoshida K, Yamazaki H, Nakamura S, Masui K, Kotsuma T, Akiyama H, et al. Longitudinal analysis of late vaginal mucosal reactions after high-dose-rate brachytherapy in patients with gynecological cancer. Anticancer Res. 2014;34(8):4433-8.
16. Gondi V, Bentzen SM, Sklenar KL, Dunn EF, Petereit DG, Tannehill SP, et al. Severe late toxicities following concomitant chemoradiotherapy compared to radiotherapy alone in cervical cancer: an inter-era analysis. Int J Radiat Oncol Biol Phys. 2012;84(4):973-82.
17. Grigsby PW, Russell A, Bruner D, Eifel P, Koh WJ, Spanos W, et al. Late injury of cancer therapy on the female reproductive tract. Int J Radiat Oncol Biol Phys. 1995;31(5):1281-99.
18. Yoshida K, Yamazaki H, Nakamura S, Masui K, Kotsuma T, Akiyama H, et al. Role of vaginal pallor reaction in predicting late vaginal stenosis after high-dose-rate brachytherapy in treatment-naive patients with cervical cancer. J Gynecol Oncol. 2015 July;26(3):179-84.
19. Yoshida K, Yamazaki H, Nakamura S, Masui K, Kotsuma T, Akiyama H, et al. Role of vaginal pallor reaction in predicting late vaginal stenosis after high-dose-rate brachytherapy in treatment-naive patients with cervical cancer. J Gynecol Oncol. 2015; 26(3):179-84.
20. Yoshida K, Yamazaki H, Nakamura S, Masui K, Kotsuma T, Baek SJ, et al. Comparisons of late vaginal mucosal reactions between interstitial and conventional intracavitary brachytherapy in patients with gynecological cancer: speculation on the relation between pallor reaction and stenosis. Anticancer Res. 2013;33(9):3963-8.
21. Nacional Cancer Institute, Common Terminology Criteria for Adverse Events (CTCAE) Version 4.03, (June, 2010). Disponível em: https://evs.nci.nih.gov/ftp1/CTCAE/CTCAE_4.03/CTCAE_4.03_2010-06-14_QuickReference_5x7.pdf
22. Vieira RAC, Silva SCB, Biller G, Silva JJ, Paiva CE, Sarri AJ. Instrumentos de avaliação quantitativa e qualitativa das sequelas relacionadas ao tratamento do câncer de mama. Rev Bras Mastologia. 2016;26(3):126-32.
23. LENT SOMA scales for all anatomic sites. Int J Radiat Oncol Biol Phys. 1995;31(5):1049-91.
24. Cerentini TM, Schlöttgen J, da Rosa PV, la Rosa VL, Vitale SG, Giampaolino P, et al. Clinical and psychological outcomes of the use of vaginal dilators after gynaecological brachytherapy: a randomized clinical trial. Adv Ther. 2019;36(8):1936-49.

25. Bruner DW, Nolte SA, Shahin MS, Huang HQ, Sobel E, Gallup D, et al. Measurement of vaginal length: Reliability of the vaginal sound - A Gynecologic Oncology Group Study. Int J Gynecol Cancer. 2006;16(5):1749-55.
26. Matos SRL, Cunha MLR, Podgaec S, Weltman E, Centrone AFY, Mafra ACCN. Consensus for vaginal stenosis prevention in patients submitted to pelvic radiotherapy. PLOS ONE. 2019;14(8):e0221054.
27. Miles T, Johnson N. Vaginal dilator therapy for women receiving pelvic radiotherapy. The Cochrane database of systematic reviews. 2014:CD007291.
28. Damast S, Jeffery DD, Son CH, Hasan Y, Carter J, Lindau ST, et al. Literature review of vaginal stenosis and dilator use in radiation oncology. Pract Radiat Oncol. 2019;9(6):479-91.
29. Stahl JM, Qian JM, Tien CJ, Carlson DJ, Chen Z, Ratner ES, et al. Extended duration of dilator use beyond 1 year may reduce vaginal stenosis after intravaginal high-dose-rate brachytherapy. Support Care Cancer. 2019;27(4):1425-33.
30. Hanlon A, Small W, Strauss J, Lin LL, Hanisch L, Huang L, et al. Dilator Use After Vaginal Brachytherapy for Endometrial Cancer. Cancer Nurs [Internet]. 2017;0(0):1. Disponível em: http://insights.ovid.com/crossref?an=00002820-900000000-99240.
31. Law E, Kelvin JF, Thom B, Tom A, Carter J, Alektiar K, et al. Prospective Study of vaginal dilator use adherence and efficacy fallowing radiotherapy. Radiother Oncol. 2015 July;116(1):149-55.
32. Cullen K, Fergus K, DasGupta T, Fitch M, Doyle C, Adams L. From " Sex Toy" to Intrusive Imposition: A Qualitative Examination of Women's Experiences with Vaginal Dilator Use Following Treatment for Gynecological Cancer. J Sex Med. 2012;9(4):1162-73.
33. Vagal MR, Shrivastava SK, Mahantshetty U, Gupta S, Chopra S, Engineer R, et al. A retrospective study of vaginal stenosis following treatment of cervical cancers and the effectiveness of rehabilitation interventions. Int J Med Res Health Sci. 2017;11(3):94-9.
34. Bakker RM, Mens JWM, de Groot HE, Tuijnman-Raasveld CC, Braat C, Hompus WCP, et al. A nurse-led sexual rehabilitation intervention after radiotherapy for gynecological cancer. Support Care Cancer. 2017;25(3):729-37.
35. Lanzafame RJ, de la Torre S, Leibaschoff GH. The Rationale for Photobiomodulation Therapy of Vaginal Tissue for Treatment of Genitourinary Syndrome of Menopause: An Analysis of Its Mechanism of Action, and Current Clinical Outcomes. Photobiomodul Photomed Laser Surg. 2019;37(7):395-407.
36. Tuner J, Hode L. The laser therapy handbook. Grängesberg: Prima Books; 2011.

MUCOSITE ANAL E VAGINAL DECORRENTE DE TERAPIA ANTINEOPLÁSICA

CAPÍTULO 5

Laura Rezende
Juliana Lenzi

Ao contrário da mucosite oral, que é muito explorada na literatura científica, a mucosite anal e vaginal induzida por radioterapia (RT) e/ou quimioterapia (QT) são pouco estudadas, mas são de especial interesse do fisioterapeuta pela possibilidade de manejo com a fotobiomodulação. A incidência dessas mucosites não é bem documentada,[1,2] apesar de ter importante impacto negativo no paciente durante o tratamento oncológico, podendo contribuir para o atraso ou até mesmo a interrupção do tratamento.[3]

Mucosite vaginal é uma complicação aguda que pode ocorrer durante ou após o tratamento quimioterápico. A patogênese é similar à mucosite radioinduzida em outras superfícies mucosas. Clinicamente é possível observar de eritema a ulceração na superfície vulvar e vaginal, que pode estar associado a alterações exsudativas e serosas, predispondo a processos infecciosos.[1,2]

A mucosite do trato gastrointestinal (TGI) é a presença de inflamação ou úlcera no TGI em consequência da realização de RT e/ou QT. Sintomas de mucosite do TGI podem incluir diarreia, dor abdominal, sangramento, fadiga, má nutrição, desidratação, desequilíbrio hidreletrolítico e infecções, com complicações potencialmente fatais.[3] A mucosite anal pode ser visualizada pelo fisioterapeuta na sua porção externa. O canal anal é a última parte do TGI, possui cerca de 3 a 4 cm de extensão e encontra-se completamente retroperitoneal, ou seja, fora da cavidade peritoneal (Fig. 5-1).

O estágio da mucosite geralmente é graduado a partir da severidade das queixas referidas pelos pacientes.[1] O desenvolvimento da mucosite ocorre por uma complexa cascata de sinalização, que pode ser observada na Figura 5-2:[3,4]

Didaticamente, as fases da mucosite podem ser divididas em cinco etapas:[3,4]

I) Uma etapa inicial de formação das espécies reativas de oxigênio. É caracterizada pelo dano ao DNA em decorrência da administração das substâncias citotóxicas, com a QT e RT, rapidamente após sua administração (Fig. 5-3).
II) Dano inicial na mucosa, já responsável pelo desenvolvimento de inflamação e apoptose celular.
III) Amplificação da etapa II, com aumento de inflamação e de apoptose celular (Fig. 5-3). A fase de amplificação de sinais, terceira fase da mucosite, é marcada pelo *feedback* positivo produzido pelas citocinas pró-inflamatórias, que influenciam a síntese de outras citocinas, bem como mais ativação de NF-κB e do COX-2.

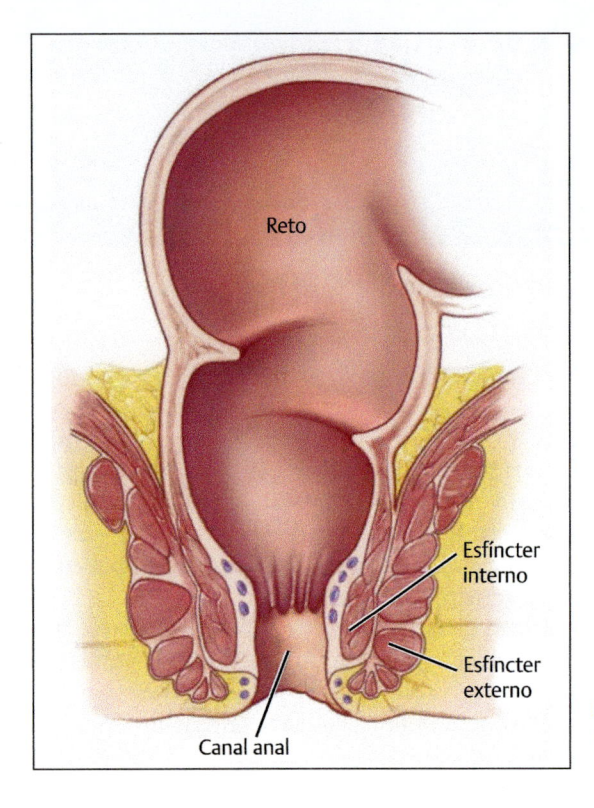

Fig. 5-1. Canal anal. (Fonte: Mayo Foundation for education and research, 2020.)

Iniciação	Resposta a danos primários e amplificação de sinais	Ulceração	Cicatrização
– Geração de ROS – Danos ao DNA/RNA	– Ativação NF-κB – Produção de citocinas (TNF-α, IL-1β, IL-6) – Apoptose	– Perda da integridade – Infiltração de neutrófilos – Aumento da permeabilidade intestinal – Riscos de infecção	– Proliferação – Restauração da mucosa

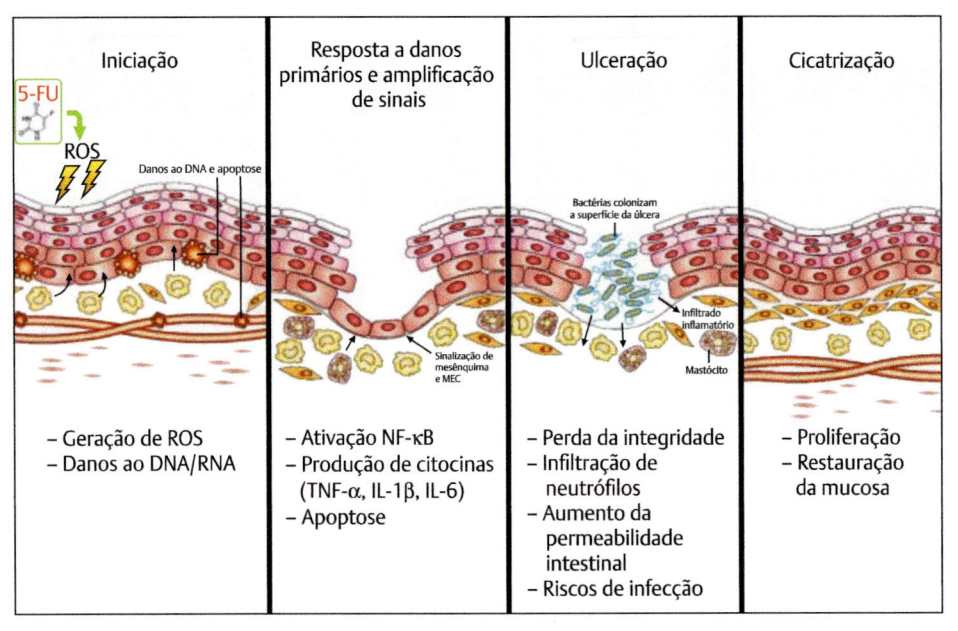

Fig. 5-2. Desenho esquemático das diferentes fases de desenvolvimento da mucosite. (Fonte: Jesus, 2018.)[5]

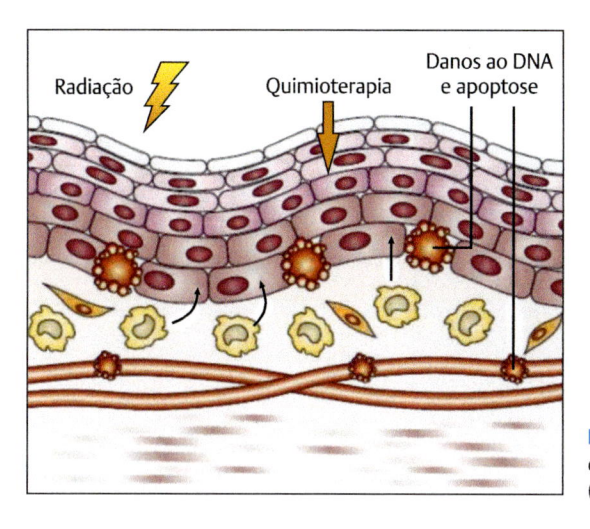

Fig. 5-3. Fases de iniciação, geração e amplificação de sinais da mucosite. (Pessoa, 2019.)[4]

IV) Etapa de ulceração, com descontinuidade da barreira epitelial, promovendo uma translocação bacteriana. Infecções por cocos Gram-positivos, bastonetes Gram-negativos e *Candida* spp. podem ocorrer em ciclos de quimioterapia complicados pela mucosite (Figs. 5-4 e 5-5).

V) Fase de cicatrização, com proliferação celular, assim que a QT e/ou RT são interrompidas.

Essas etapas, entretanto, podem-se sobrepor pela ativação do fator de transcrição Nuclear-κB, chave para a promoção das citocinas pró-inflamatórias. Essa é a evidência de que a RT e/ou QT podem induzir o desenvolvimento da mucosite por vários caminhos. O tempo de aparecimento das lesões histológicas, o pico do aumento tecidual do nível do fator de transcrição nuclear-κB e das citocinas pró-inflamatórias diferem em função dos

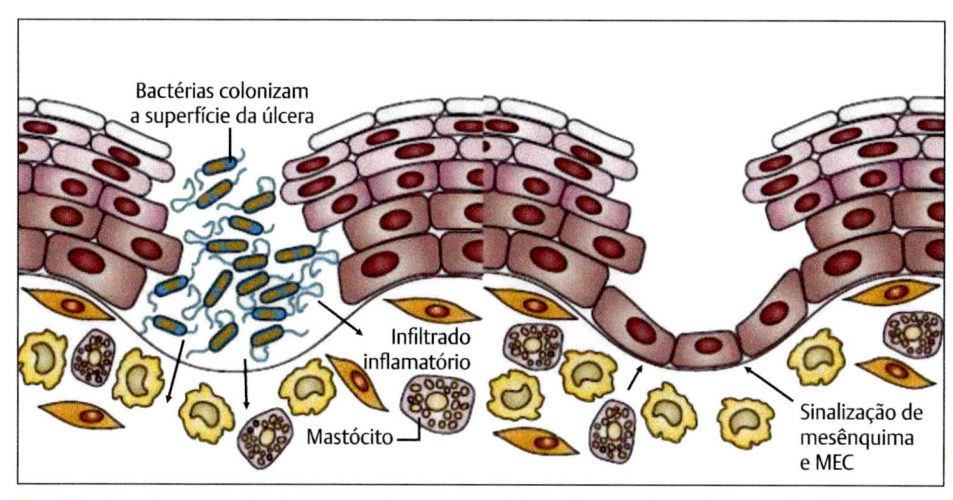

Fig. 5-4. Mecanismo de infecção por bactérias na superfície da úlcera. (Fonte: Pessoa, 2019.)[4]

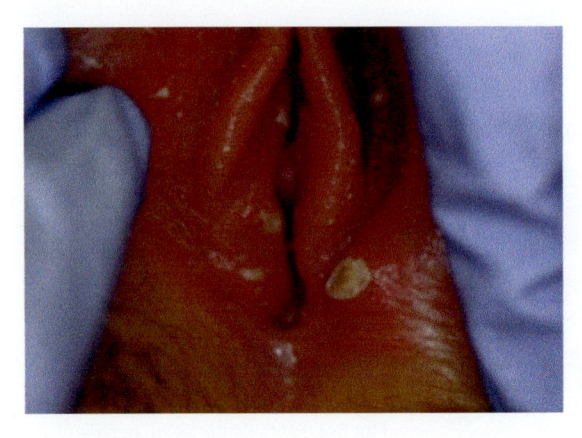

Fig. 5-5. Mucosite vaginal com infecção fúngica por *Candida albicans*.

agentes quimioterápicos.[3] Pacientes submetidos à radioterapia por câncer de próstata por sete semanas, por exemplo, apresentaram mucosite do TGI no máximo duas semanas após o início do tratamento, e a toxicidade sobre o TGI permanece aumentando até a 6ª semana.[6] A resposta tecidual para o desenvolvimento da mucosite do TGI é modulada pelo ambiente tecidual local, por fatores genéticos e hormonais e patologias intestinais prévias. Pacientes fumantes, malnutridos e com comorbidades têm risco aumentado de aparecimento de mucosite, pela influência negativa na resposta tecidual (Fig. 5-6).[3]

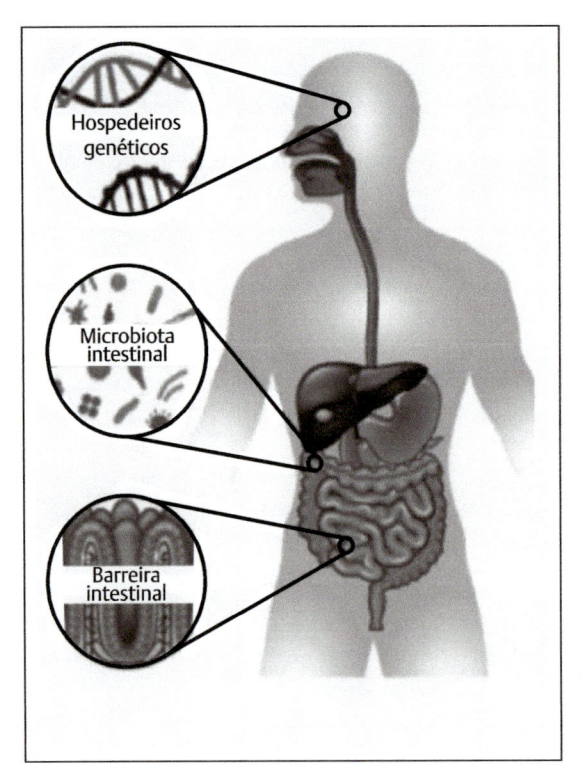

Fig. 5-6. Fatores que regulam a resposta imune inata em pacientes submetidos a tratamento oncológico. (Adaptada de Bowen e Wardill, 2017.)[1]

As bactérias comensais têm importante papel na homeostase intestinal e têm efeito de proteção sobre a integridade intestinal (Fig. 5-7). A interação dos receptores do tipo Toll – que são responsáveis pelo reconhecimento de estruturas microbianas e na geração de sinais[7] – e da subsequente ativação das vias de sinalização pelos fatores nucleares-κB, levam à produção de citocinas pró-inflamatórias essenciais para a ativação das respostas imunes inatas. Essa sinalização contribui para o controle da homeostase intestinal, mantendo a função de barreira e a promoção de reparo e regeneração tecidual. A ativação desses caminhos dá suporte ao reparo da mucosa tecidual e protege contra agressões.[3]

O tratamento oncológico por QT e RT pode provocar alterações na microbiota da mucosa do TGI. No intestino pode promover diminuição de bactérias comensais como *Bifidobacteria, Clostridium cluster XIVa*, e *Faecalibacterium prausnitzii*, combinado a aumento de bactérias patogênicas *Enterobacteriaceae* e *Bacteroides*. As bactérias comensais que habitam o intestino exercem funções críticas na digestão de alimentos, têm ação anti-inflamatória e de proteção contra a invasão da mucosa por agentes infecciosos. As alterações provocadas pela QT e/ou RT induzem a disbiose e contribuem para o desenvolvimento de mucosite, diarreia e bacteriemia.[8]

A QT e a RT podem aumentar a permeabilidade intestinal, resultando em apoptose da cripta intestinal e atrofia das vilosidades.[9] A rápida proliferação das células epiteliais intestinais torna o TGI altamente vulnerável à QT e ao desenvolvimento de complicações como náuseas, vômitos, diarreia e mucosite.[10] A mucosite do TGI está associada a desequilíbrio entre a proliferação e a apoptose de células epiteliais do intestino, com diminuição da proliferação e maior apoptose em células das criptas intestinais na fase aguda induzida pelo efeito citotóxico e citostático das drogas quimioterápicas. No intestino delgado, a mucosite do TGI resulta em atrofia dos vilos, diminuição da profundidade das criptas com hipoproliferação de suas células, em razão, principalmente, do aumento da apoptose.[9]

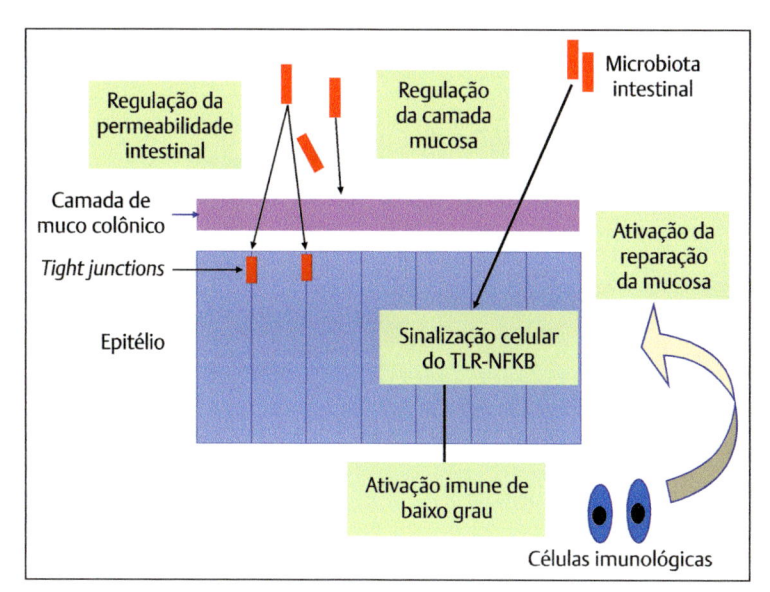

Fig. 5-7. Ações protetoras da microbiota intestinal sobre a mucosa intestinal. (Adaptada de Touchefeu *et al.*, 2014.)[3]

O tratamento quimioterápico por 5-fluorouracil aumenta os níveis de *Clostridium* spp. e *Staphylococcus* spp. e diminui os níveis de *Enterococcus* spp., *Lactobacillus* spp. e *Streptococcus* spp. no cólon.[11] O tratamento quimioterápico por irinotecan aumenta os níveis de *Escherichia* spp., *Clostridium* spp., *Enterococcus* spp., *Serratia* spp. e *Staphylococcus* spp. no cólon. Em amostras fecais foram encontrados níveis aumentados de *Proteus* spp., *Clostridium* spp. e *Peptostreptococcus* spp., e menores níveis de *Bacillus* spp. e *Bifidobacterium* spp. Além disso, o tratamento quimioterápico por irinotecan está associado a aumento da bactéria que produz β-glucuronidase, contribuindo para a diarreia induzida por mucosite.[12]

Modificações na microbiota também são encontradas em pacientes que são submetidos à radioterapia pélvica, favorecendo a ocorrência de diarreia.[1] Pacientes com diarreia aguda pós-radioterapia têm significativa redução da diversidade da microbiota em amostras fecais.[3]

É importante o conhecimento do impacto do agente quimioterápico e da irradiação sobre a mucosa anal e vaginal uma vez que a característica da microbiota interfere no processo de desenvolvimento da mucosite, podendo influenciar no processo inflamatório, na permeabilidade intestinal, na composição da barreira epitelial, na resistência do reparo tecidual e, finalmente, na ativação e liberação de fatores imunológicos moleculares. Dessa forma, o aparecimento da mucosite pode ter maior ou menor severidade e intensidade.[13] A Figura 5-8 apresenta o mecanismo de influência da microbiota no desenvolvimento da mucosite.

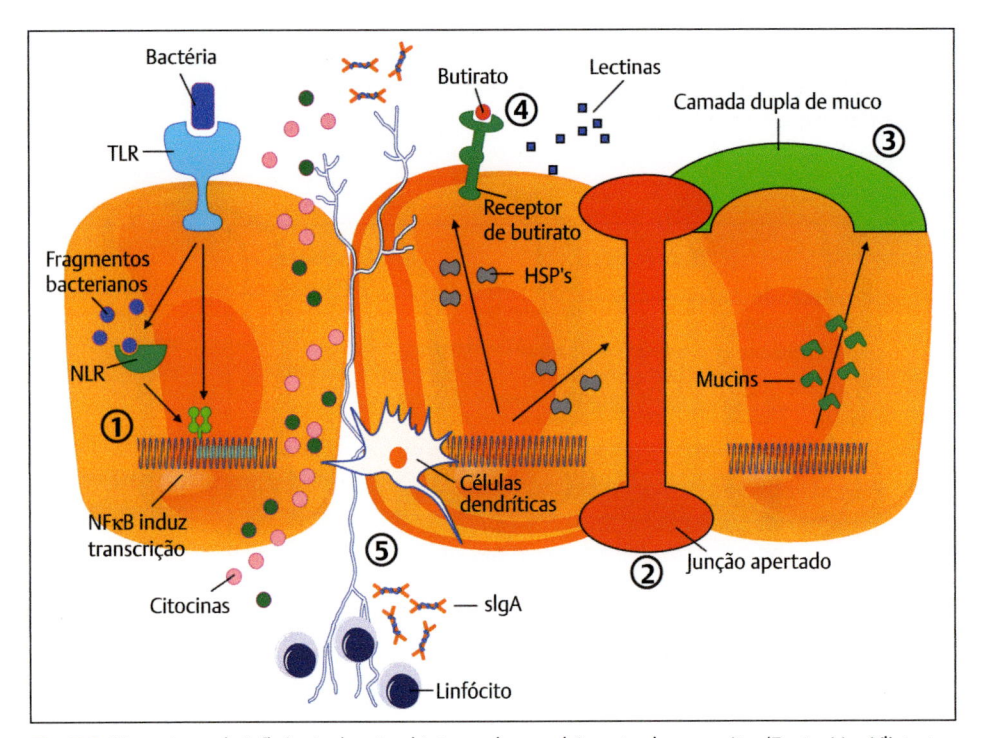

Fig. 5-8. Mecanismo de influência da microbiota no desenvolvimento da mucosite. (Fonte: Van Vliet et al, 2010.)[13]

Ao contrário do que acontece com a mucosite oral, para a mucosite anal e vaginal não existem escalas reprodutíveis e universalmente aceitas. A intensidade da diarreia tem sido a maneira mais utilizada para se medir a magnitude da mucosite do TGI.[14] Existem diversos sistemas de graduação da mucosa oral, que podem ser aplicáveis à graduação da mucosa vaginal e anal. Um dos sistemas mais simples gradua a aparência clínica da mucosa, proposta pela Organização Mundial da Saúde (OMS), que classifica a mucosite em graus de 0 a 4 (zero a quatro).[15]

- *Grau 0 (Fig. 5-9):* ausência de alteração clínica visível.
- *Grau 1 (Fig. 5-10):* presença de dor e eritema sem ulceração ou tratamento necessário.
- *Grau 2 (Fig. 5-11):* quadro doloroso, com ulceração.
- *Grau 3 (Fig. 5-12):* presença de eritema extenso e ulceração confluente e dolorosa exigindo o uso de analgésicos.
- *Grau 4 (Fig. 5-13):* presença de necrose.

A dor pode ser avaliada pela escala visual analógica de dor (EVA) (Fig. 5-14).[16]

Em relação à avaliação da dor, a EAV é o método mais comumente utilizado para a medição dos níveis de dor de cada paciente acometido pela mucosite vaginal e anal. A EVA quantifica os níveis de dor de 0 a 10, em que o nível 0 é considerado ausência de dor, enquanto o nível 10 é considerado dor insuportável. Os graus de severidade ainda podem ser classificados de acordo com os níveis de dor: os níveis 1 e 2 foram enquadradas no grau 1 (dor leve); os níveis 3 e 4, por sua vez, no grau 2 (dor moderada); os níveis 5 a 7 foram incluídos no grau 3 (dor intensa) e, por fim, os níveis 8 a 10, incluídos no grau 4 (pior intensidade de dor sentida). Outra forma de mensuração é avaliar a ulceração e o eritema presentes na região.[17]

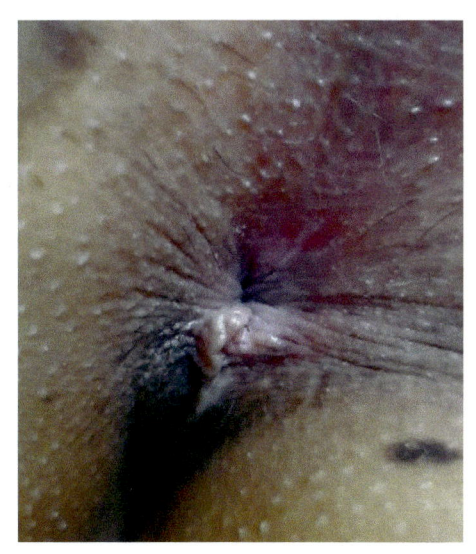

Fig. 5-9. Grau 0 de mucosite.

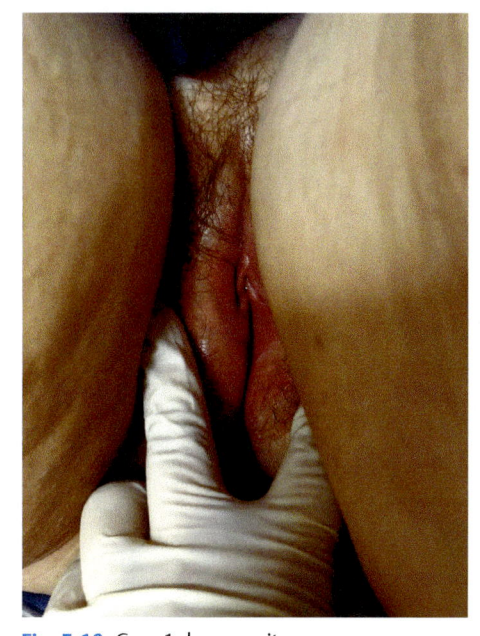

Fig. 5-10. Grau 1 de mucosite.

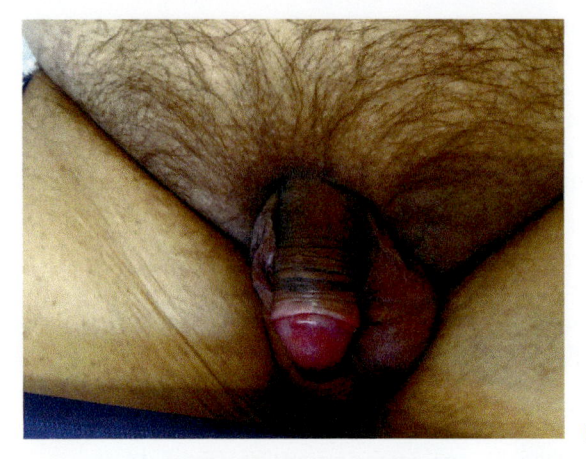

Fig. 5-11. Grau 2 de mucosite.

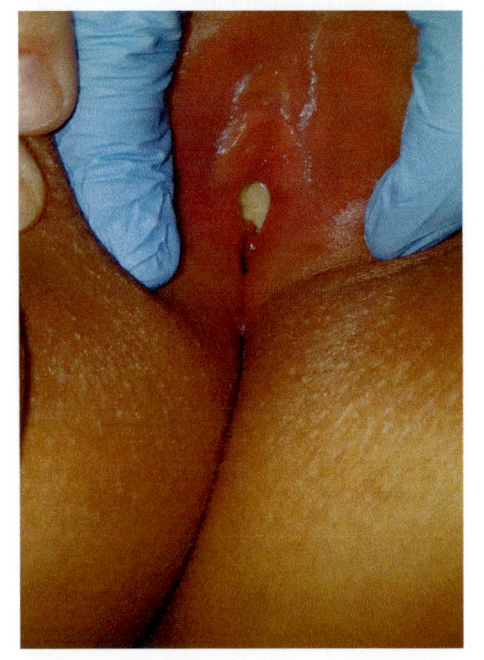

Fig. 5-12. Grau 3 de mucosite. (Foto cedida pela Dra. Cristiane Pezzi.)

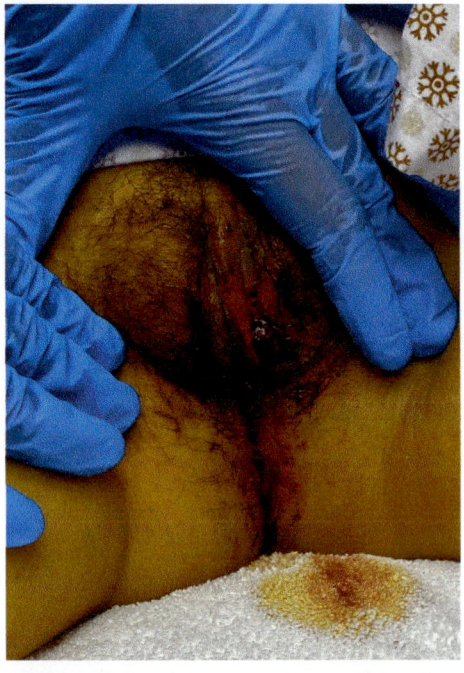

Fig. 5-13. Grau 4 de mucosite. (Foto cedida pelas Dras. Ellen Morbeck e Nadia Gomes.)

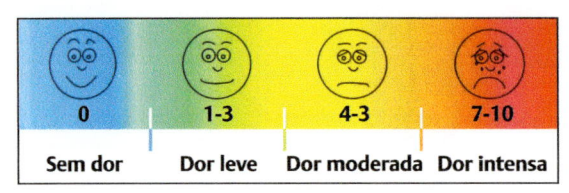

Fig. 5-14. Escala análogo-visual.

A ulceração é assim avaliada:

- 0: ausência de úlceras.
- 1: presença de úlceras menores do que 1 cm^2.
- 2: presença de úlceras entre 1 e 3 cm^2.
- 3: presença de úlceras maiores do que 3 cm^2.

O eritema é assim avaliado:

- 0: ausência de eritema.
- 1: eritema leve.
- 2: eritema moderado.
- 3: eritema severo.

A fotobiomodulação (FBM) tem efeito benéfico conhecido e bem estabelecido para reparação tecidual e na modulação de processos deletérios ao organismo, como processos inflamatórios e no mecanismo da dor,[18] como explicado detalhadamente no Capítulo 1. Ainda, apresenta efeito seguro e conhecido para a prevenção e tratamento das mucosites.[19-21] O uso do comprimento de luz vermelho acelera a reparação tecidual e o infravermelho próximo responde com modulação da dor. O uso da terapia fotodinâmica (com azul de metileno ou com LED azul) acelera o processo de cicatrização das mucosites, associado ao efeito de desinfecção local contra bactérias e fungos, sem provocar eventos adversos.[21,22]

PARÂMETROS

A fotobiomodulação com *laser* no comprimento de onda vermelho é o que traz maiores benefícios para prevenção e tratamento da mucosite.[19-22] No Brasil encontramos comercialmente, com mais frequência, comprimentos de onda vermelho de 630/660 nm. A energia utilizada deve ser entre 2 e 3 J. A fotobiomodulação com *laser* no comprimento de onda infravermelho próximo pode ser usado concomitantemente ao vermelho ou isolado, a dosimetria pode ser semelhante à luz vermelha. Geralmente as aplicações devem ser realizadas de 2 a 3 vezes por semana. O intervalo mínimo de 24-48 horas deve ser respeitado. A distância entre os pontos deve ser entre 1 e 2 cm^2, com o equipamento posicionado verticalmente ao ponto a ser estimulado e suavemente pressionado ao tecido. A aplicação pode ser externa e interna. O tempo de exposição varia de acordo com a potência do equipamento. Em um equipamento de 100 mW de potência, 1 J representa 10 segundos (Figs. 5-15 a 5-17).

O fisioterapeuta deve estar sempre atento à presença de infecção fúngica na área com a mucosite. A fotobiomodulação com LED azul intra e/ou extracavitária pode ser utilizada por 20 a 30 minutos,[23] como demonstram as Figuras 5-18 e 5-19.

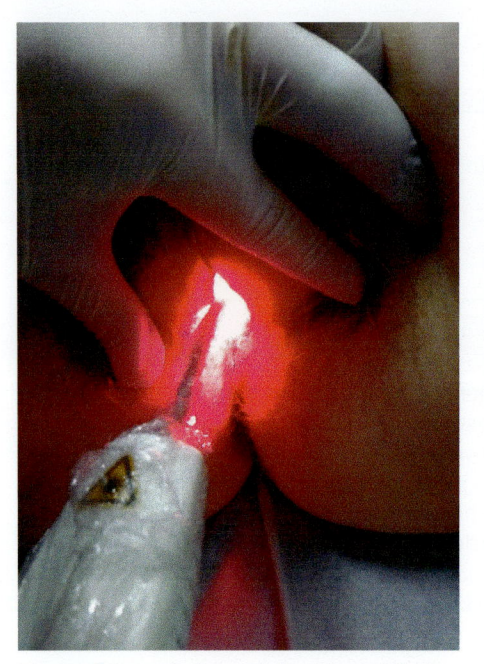

Fig. 5-15. Exemplo do uso da fotobiomodulação sobre a mucosite vaginal.

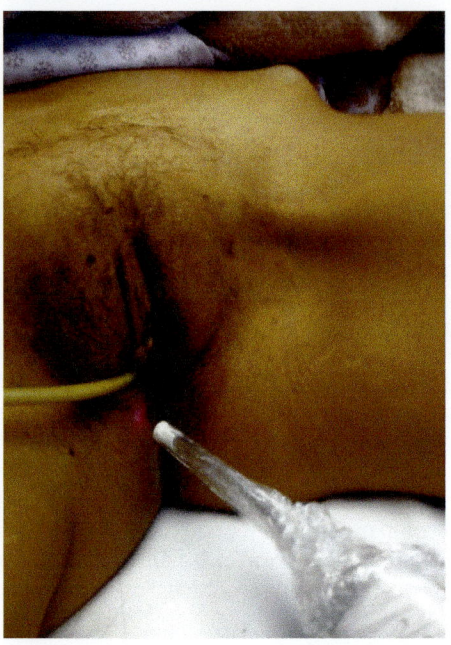

Fig. 5-16. Aplicação para alívio de dor causada pela mucosite. (Foto cedida pelas Dras. Ellen Morbeck e Nadia Gomes.)

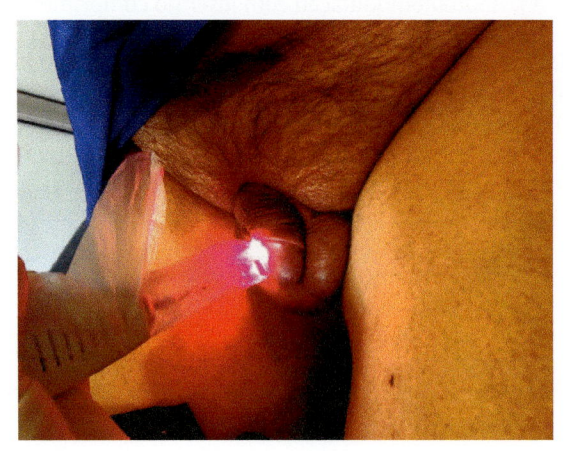

Fig. 5-17. Aplicação na mucosite sobre a glande.

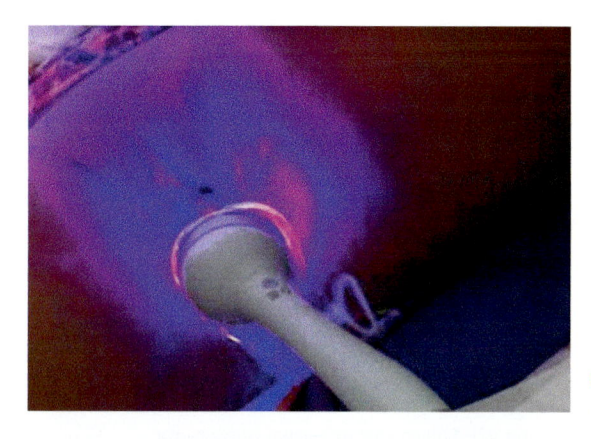

Fig. 5-18. Uso do LED azul extracavitário. (Fonte: Robatto et al., 2019.)[23]

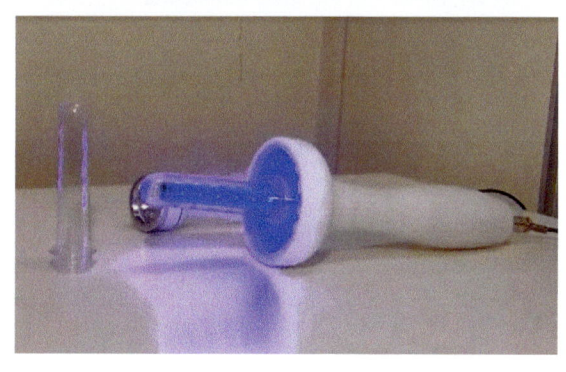

Fig. 5-19. LED azul intra e extracavitário.

REFERÊNCIAS BIBLIOGRÁFICAS

1. Bowen JM, Wardill HR. Advances in the understanding and management of mucositis during stem cell transplantation. Curr Opin Support Palliat Care. 2017;11(4):341-6.
2. Bradley KA, McHaffie DR. Treatment-related toxicity from the use of radiation therapy for gynecologic malignancies. Up to Date, June 2020.
3. Touchefeu Y, Montassier E, Nieman K, Gastinne T, Potel G, Bruley des Varannes S, et al. Systematic review: the role of the gut microbiota in chemotherapy - or radiation-induced gastrointestinal mucositis - current evidence and potential clinical applications. Aliment Pharmacol Ther. 2014;40(5):409-21.
4. Pessoa RM. P475a Avaliação do efeito enteroprotetor do extrato de Fridericia chica (Bonpl.) L.G. Lohmann na mucosite induzida pela associação de 5-fluorouracil e irinotecano; 2019. Dissertação de Mestrado – Universidade Federal de Minas Gerais, Faculdade de Farmácia, Programa de Pós-Graduação em Análises Clínicas e Toxicológicas.
5. Jesus LCL. Efeito terapêutico do leite fermentado por Lactobacillus Delbrueckii subsp. lactis CIDCA 133 em modelo de mucosite intestinal induzido pelo antineoplásico 5-fluorouracil; 2018. Dissertação de Mestrado em Genética pelo Programa de Pós-Graduação em Genética, Departamento de Biologia Geral, Instituto de Ciências Biológicas, Universidade Federal de Minas Gerais.
6. Larsen A, Bjørge B, Klementsen B, Helgeland L, Wentzel-Larsen T, Fagerhol MK, et al. Time patterns of changes in biomarkers, symptoms and histopathology during pelvic radiotherapy. Acta Oncol. 2007;46:639-50.
7. Kawai T, Akira S. The role of pattern-recognition receptors in innate immunity: update on Toll-like receptors. Nat immunol. 2010;11(5):373-84.

8. Thomsen M, Vitetta L. Adjunctive treatments for the prevention of chemotherapy and radiotherapyinduced mucositis. Integr Cancer Ther. 2018;17(4):1027-47.
9. Araújo, CV. Efeitos da alanil-glutamina na mucosite intestinal induzida pelo 5-fluorouracil em camundongos deficientes da apolipoproteína-E. Dissertação de Mestrado - Universidade Federal do Ceará. Faculdade de Medicina. Programa de Pós-Graduação em Ciência Médica, Fortaleza; 2013.
10. Xue H, Sawyer MB, Wischmeyer PE, Baracos VE. Nutrition modulation of gastrointestinal toxicity related to cancer chemotherapy: from preclinical findings to clinical strategy. JPEN J Parenter Enteral Nutr. 2011;35(1):74-90.
11. Imaoka A, Setoyama H, Takagi A, Matsumoto S, Umesaki Y. Improvement of human faecal flora associated mouse model for evaluation of the functional foods. J Appl Microbiol. 2004;96:656-63.
12. Stringer AM, Gibson RJ, Logan RM, Bowen JM, Yeoh AS, Keefe DM. Faecal microflora and beta-glucuronidase expression are altered in an irinotecaninduced diarrhea model in rats. Cancer Biol Ther 2008;7(12):1919-25.
13. van Vliet MJ, Harmsen HJ, de Bont ES, Tissing WJ. The role of intestinal microbiota in the development and severity of chemotherapy-induced mucositis. PLoS Pathog. 2010;27;6(5):e1000879.
14. Gifoni MAC. Mucosite e alterações de permeabilidade intestinal em pacientes portadores de câncer colorretal metastático tratados com 5-Fluorouracil (5-FU) e Irinotecano (CPT-11); 2012. 98 p. Tese (Doutorado)-Fundação Antônio Prudente e Escola Cearense de Oncologia – ECO. Programa de Pós-Graduação Interinstitucional (Dinter) Curso de Pós-Graduação em Ciências - Área de concentração: Oncologia.
15. Chermetz M, Gobbo M, Ronfani L, Ottaviani G, Zanazzo GA, Verzegnassi F, et al. Class IV laser therapy as treatment for chemotherapy-induced oral mucositis in onco-haematological paediatric patients: a prospective study. Int J Paediatr Dent. 2014;24(6):441-9.
16. He M, Zhang B, Shen N, Wu N, Sun J. A systematic review and meta-analysis of the effect of low-level laser therapy (LLLT) on chemotherapy-induced oral mucositis in pediatric and young patients. Eur J Pediatr. 2017;177(1):7-17.
17. Weissheimer C, Curra M, Gregianin LJ, Daudt LE, Wagner VP, Martins MAT, et al. New photobiomodulation protocol prevents oral mucositis in hematopoietic stem cell transplantation recipients-a retrospective study. Lasers Med Sci. 2017;32(9):2013-21.
18. Zadik Y, Arany PR, Fregnani ER, Bossi P, Antunes HS, Bensadoun RJ, et al. Systematic review of photobiomodulation for the management of oral mucositis in cancer patients and clinical practice guidelines. Support Care Cancer. 2019;27(10):3969-83.
19. Campos TM, do Prado Tavares Silva CA, Sobral APT, Sobral SS, Rodrigues MFSD, Bussadori SK, et al. Photobiomodulation in oral mucositis in patients with head and neck cancer: a systematic review and meta-analysis followed by a cost-effectiveness analysis [published online ahead of print, 2020 Jul 14]. Support Care Cancer. 2020;10.1007/s00520-020-05613-8.
20. Carvalho PAG, Lessa RC, Carraro DM, Assis Pellizzon AC, Jaguar GC, Alves FA. Three Photobiomodulation Protocols in the Prevention/Treatment of Radiotherapy-induced Oral Mucositis [published online ahead of print, 2020 Jun 30]. Photodiagnosis Photodyn Ther. 2020;101906.
21. Marques ECP, Lopes FP, Nascimento IC, Morelli J, Pereira MV, Meiken VMM, et al. Photobiomodulation and photodynamic therapy for the treatment of oral mucositis in patients with cancer. Photodiagnosis and Photodynamic Therapy. 2019:29:101621.
22. Pinheiro SL, Bonadiman AC, Borges Lemos ALDA, Annicchino BM, Segatti B, Pucca DS, et al. Photobiomodulation Therapy in Cancer Patients with Mucositis: A Clinical Evaluation. Photobiomodul Photomed Laser Surg. 2019;37(3):142-50.
23. Robatto M, Pavie MC, Garcia I, Menezes MP, Bastos M, Leite HJD, et al. Ultraviolet A/blue light-emitting diode therapy for vulvovaginal candidiasis: a case presentation. Lasers Med Sci. 2019;34(9):1819-27.

EPISIOTOMIA/LACERAÇÃO PERINEAL

CAPÍTULO 6

Juliana Lenzi
Laura Rezende

Laceração perineal é o trauma espontâneo causado pela expulsão do feto. Episiotomia é o trauma provocado cirurgicamente com o objetivo de facilitar o nascimento do bebê com menor risco de lacerações mais severas.[1]

Episiotomia é um procedimento cirúrgico com o objetivo de aumentar a abertura vaginal através de uma incisão no períneo, no final do período expulsivo (Fig. 6-1). O termo episiotomia vem de *epision*, que significa região pubiana, e *tome*, de incisão.[2]

A episiotomia já foi considerada um método profilático com a justificativa para evitar traumas perineais e prevenir a morbimortalidade infantil e problemas ginecológicos, tais como retocele e cistocele. Atualmente, em países onde se utilizam boas práticas na assistência ao parto, esse procedimento é realizado em menos de 10% dos partos vaginais. Apesar de comum ainda em alguns países, a realização mais rara e criteriosa da episiotomia não prejudica a saúde nem o bem-estar das mulheres e nem o dos recém-nascidos. No Brasil, em 2017, foi observada uma prevalência da episiotomia em 56% dos partos, mesmo com a evidência de que a realização rotineira da episiotomia não se justifica.[3]

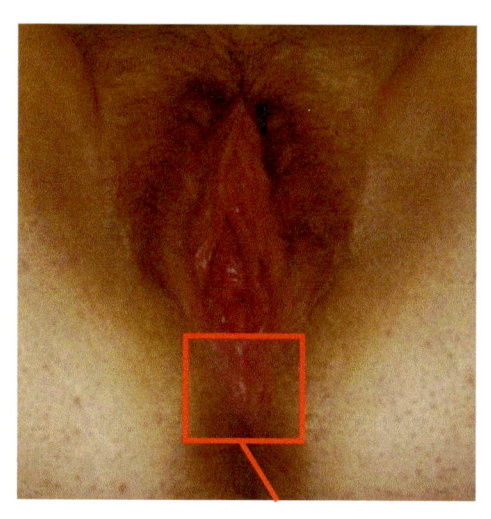

Fig. 6-1. Episiotomia. (Fonte: Sousa M, 2018.)

A episiotomia atinge a pele, mucosa e, frequentemente, são seccionados os músculos transversos superficiais do períneo e bulbo cavernoso. Quando é indicada pela equipe obstétrica, recomenda-se a técnica mediolateral, originada na fúrcula vaginal e direcionada para o lado direito, com um ângulo do eixo vertical entre 45 e 60 graus em especial para garantir que o ângulo esteja a 60 graus da linha média, mas existem outras técnicas descritas (Figs. 6-2 e 6-3).[4]

Durante o parto vaginal existe sempre o risco de a mulher sofrer algum tipo de trauma perineal, que pode causar desconforto, dor e disfunção sexual pós-parto, assim como eventos tardios como incontinência fecal, incontinência urinária, fístulas retovaginais, dor perineal e dispareunia.[7] A laceração perineal geralmente acontece no período expulsivo do parto normal, não é intencional e caracteriza-se por uma lesão irregular entre a vagina e o ânus (Fig. 6-4). A adequada realização do pré-natal pode ser um fator protetor de várias possíveis complicações, inclusive da laceração. Complicações como edema, dor perineal, equimose, hematoma, infecção e deiscência da pós-sutura da laceração perineal (Fig. 6-5) são possíveis de ocorrer.[1]

Na impossibilidade de preservar a integridade perineal, a fisioterapia pode valer-se de algumas técnicas específicas para auxiliar na minimização de complicações. Para uma abordagem adequada é muito importante que haja avaliação criteriosa do tecido. A inspeção deve ser aplicada com base nas características não só da lesão, mas também dos tecidos adjacentes a ela. O trauma perineal ou genital, definido como aquele provocado por episiotomia ou lacerações, pode ser classificado conforme descrito no Quadro 6-1.[8]

O *Perineal Assessment Tool* descrito no Quadro 6-2[2,9] é um instrumento validado na língua portuguesa para avaliação da episiotomia.

As lacerações perineais de pequena extensão muitas vezes não necessitam de uma intervenção, no entanto, quando atingem o plano muscular, devem ser suturadas logo após o parto.[10] Em ambos os casos a cicatrização adequada é importante, uma vez que qualquer disfunção no processo de reparo tecidual implicará em um comprometimento da região pélvica como um todo.

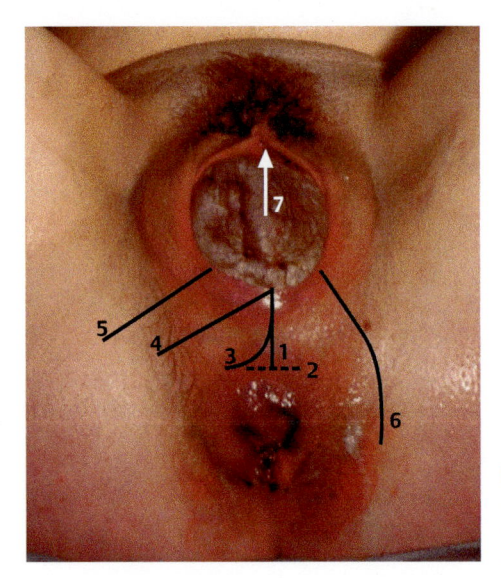

Fig. 6-2. Tipos de episiotomia. *1:* mediana, *2:* mediana modificada, *3:* em forma de 'J', *4:* mediolateral, *5:* lateral, *6:* lateral radical, *7:* anterior. (Fonte: Gemma, 2016.)[5]

EPISIOTOMIA/LACERAÇÃO PERINEAL

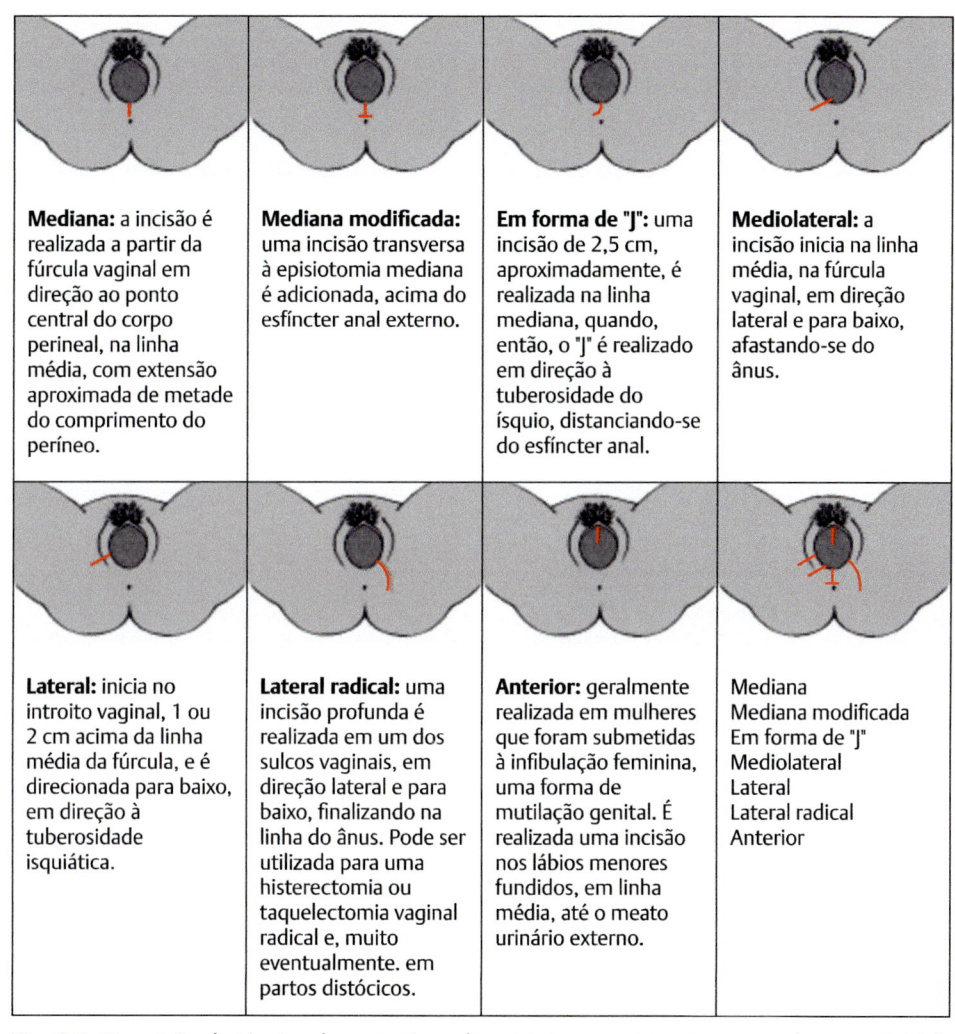

Mediana: a incisão é realizada a partir da fúrcula vaginal em direção ao ponto central do corpo perineal, na linha média, com extensão aproximada de metade do comprimento do períneo.	**Mediana modificada:** uma incisão transversa à episiotomia mediana é adicionada, acima do esfíncter anal externo.	**Em forma de "J":** uma incisão de 2,5 cm, aproximadamente, é realizada na linha mediana, quando, então, o "J" é realizado em direção à tuberosidade do ísquio, distanciando-se do esfíncter anal.	**Mediolateral:** a incisão inicia na linha média, na fúrcula vaginal, em direção lateral e para baixo, afastando-se do ânus.
Lateral: inicia no introito vaginal, 1 ou 2 cm acima da linha média da fúrcula, e é direcionada para baixo, em direção à tuberosidade isquiática.	**Lateral radical:** uma incisão profunda é realizada em um dos sulcos vaginais, em direção lateral e para baixo, finalizando na linha do ânus. Pode ser utilizada para uma histerectomia ou taquelectomia vaginal radical e, muito eventualmente. em partos distócicos.	**Anterior:** geralmente realizada em mulheres que foram submetidas à infibulação feminina, uma forma de mutilação genital. É realizada uma incisão nos lábios menores fundidos, em linha média, até o meato urinário externo.	Mediana Mediana modificada Em forma de "J" Mediolateral Lateral Lateral radical Anterior

Fig. 6-3. Descrição da técnica dos sete tipos de episiotomia existentes, segundo ponto inicial, direção e extensão da incisão. (Fonte: Kalis et al, 2012.)[6]

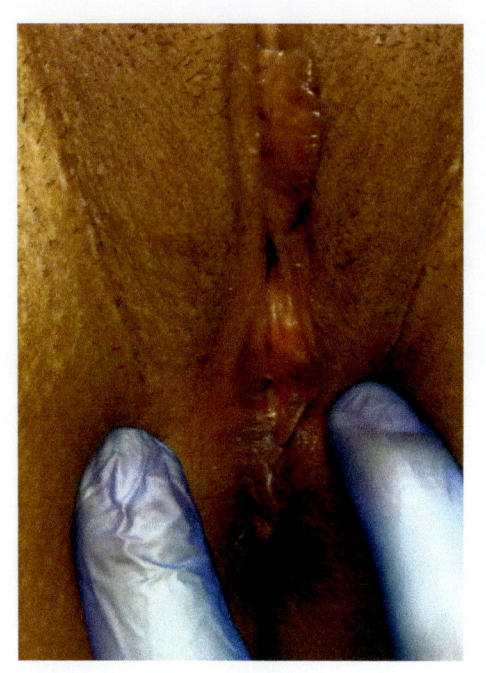

Fig. 6-4. Laceração perineal.

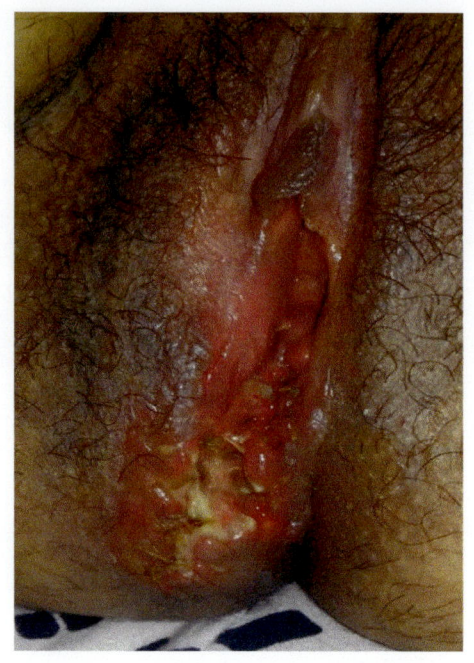

Fig. 6-5. Deiscência pós-sutura de laceração perineal.

Quadro 6-1. Classificação do Trauma Perineal ou Genital

Primeiro grau	Lesão apenas da pele e mucosas
Segundo grau	Lesão dos músculos perineais sem atingir o esfíncter anal
Terceiro grau 3a 3b 3c	Lesão do períneo envolvendo o complexo do esfíncter anal Laceração de menos de 50% da espessura do esfíncter anal Laceração de mais de 50% da espessura do esfíncter anal Laceração do esfíncter anal interno
Quarto grau	Lesão do períneo envolvendo o complexo do esfíncter anal (esfíncter anal interno e externo) e o epitélio anal

Adaptado de Franchi, 2019.[8]

Quadro 6-2. *Perineal Assessment Tool*[9]

Intensidade do Irritante	3	2	1
Tipo e consistência do irritante	Fezes líquidas com ou sem urina	Fezes amolecidas/pastosas com ou sem urina	Fezes formadas e/ou urina
Duração do Irritante	**3**	**2**	**1**
Tempo de exposição da pele ao irritante	Troca de lençol ou fralda ao menos a cada 2 horas	Troca de lençol ou fralda ao menos a cada 4 horas	Troca de lençol ou fralda ao menos a cada 8 horas
Condição da Pele Perineal	**3**	**2**	**1**
Integridade da pele	Desnudada/com erosão, com ou sem dermatite	Eritema/dermatite com ou sem candidíase	Íntegra e sem alteração de coloração
Fatores Contribuintes *(Diarreia)*	**3**	**2**	**1**
Albumina sérica baixa, uso de antibióticos, cateteres de alimentação	Três ou mais fatores contribuintes	Dois fatores contribuintes	Nenhum ou um fator contribuinte

Sobre o processo de reparo tecidual pode-se descrevê-lo, didaticamente, em três etapas:[11,12]

- *Fase inflamatória:* se inicia pela hemostasia (iniciando com a deposição de plaquetas) e é carreada pela cascata inflamatória.
- *Fase proliferativa:* corresponde à formação da reepitelização, ou seja, a deposição de matriz extracelular, composta por várias respostas celulares como intensificação da migração e proliferação de fibroblastos. Nesta fase entre os diversos fatores como angiogênese e linfangiogênese são de grande importância. Com a evolução do processo, a matriz extracelular que de início era composta, principalmente, por proteínas derivadas de plaquetas e do plasma, passa por modificações em sua composição.
- *Fase de remodelagem:* se caracteriza pelo processo final do tecido de granulação. Nesta fase ocorre a contração do tecido promovendo o remodelamento da matriz extracelular. A completa resolução de uma ferida somente pode ser considerada depois de concluída a maturação e a remodelagem da matriz extracelular. Este processo ocorre lentamente, levando muitos meses ou, às vezes, anos e, mesmo assim, uma cicatriz cutânea completamente madura possui apenas 70% da resistência da pele normal.

A cronologia do processo de reparo tecidual e sua intensidade são extremamente variáveis, pois são vários os fatores inerentes ao paciente que influenciam o processo. Alguns fatores relacionados com alterações cicatriciais são: idade, infecção, estresse mecânico, hábitos de vida, doses elevadas de corticoides, deficiência de vitamina C e de hormônios androgênicos e do crescimento, entre outros fatores.[13]

Quanto às disfunções provenientes do processo de reparação tecidual que podem desencadear as disfunções na pelve, a fibrose merece destaque. A fibrose tecidual ocorre em decorrência da alteração no comportamento funcional do fibroblasto, ou seja, ocorre a proliferação exacerbada de fibroblastos em decorrência de uma sinalização celular alterada para diversos fatores de crescimento – a exemplo do fator de crescimento derivado de plaquetas (PDGF), fator de crescimento transformador beta (TGF-β) e fator de crescimento fibroblástico básico (bFGF).[11,14]

A aderência tecidual também pode ser um distúrbio decorrente do processo de cicatrização e caracteriza-se por pontes de tecido fibroso neoformado que ligam duas ou mais estruturas anatomicamente separadas.[12]

A abordagem precoce de modulação do processo de reparação tecidual é extremamente importante. A fotobiomodulação (FBM) apresenta benefícios importantes associados a outras técnicas.

FOTOBIOMODULAÇÃO

O uso da fotobiomodulação (FBM) desenvolveu-se consideravelmente nos últimos anos e sua vantagem definitiva é a mínima possibilidade de eventos adversos indesejáveis.[15] No cuidado pós-parto, a FBM pode ser usada como prática complementar para melhorar a cicatrização perineal e tem a vantagem de não interferir na amamentação.[16,17]

Os efeitos analgésicos observados no campo da odontologia e considerando algumas semelhanças estruturais entre as membranas mucosas oral e vaginal, detalhadas no Capítulo 2, sugerem que esses resultados também podem ser obtidos para o alívio da dor perineal após episiotomia. Os achados histológicos também indicam que a irradiação com FBM podem acelerar o processo de cicatrização.[16,18]

Os efeitos analgésicos da FBM provavelmente estão relacionados com o aumento de ATP e betaendorfinas, associados à redução do nível de fatores relacionados com a dor, como as bradicininas e a ciclo-oxigenase-2. Além disso, a regulação do processo inflamatório e da reparação tecidual também reduz o nível de dor. Seus mecanismos estão amplamente descritos no Capítulo 1.

A aplicação da FBM nos casos de trauma perineal deve ser iniciada tão logo o trauma aconteça. Para este objetivo, de reparação tecidual e alívio de dor, bons resultados podem ser obtidos com a aplicação do comprimento de luz vermelho e infravermelho combinados em uma janela terapêutica de 1 a 4 J (Fig. 6-6).

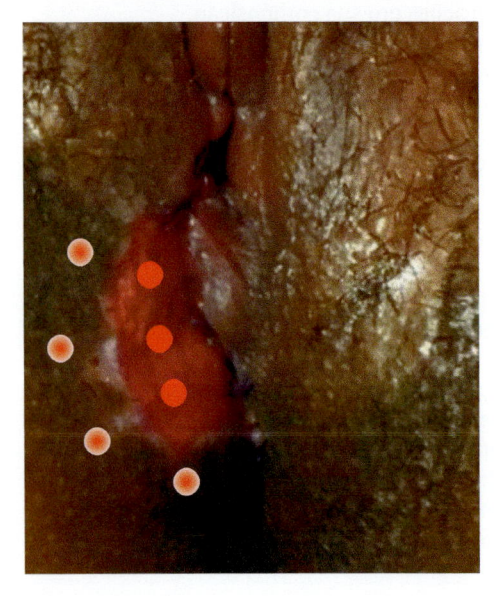

Fig. 6-6. Aplicação para reparação tecidual pós-deiscência de sutura decorrente da laceração perineal. Sugestão: IV 3J; V 1J; 100 mW; 2 x por semana.

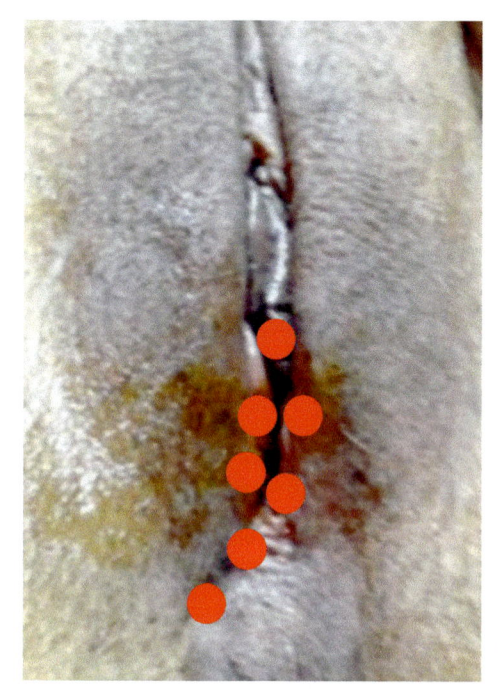

Fig. 6-7. Aplicação para prevenção de deiscência pós-episiotomia.

Para prevenção da deiscência, o uso da luz vermelha e infravermelha, concomitantemente, entre 1 a 3 J tem demonstrado importantes benefícios na prática clínica, além de modular a dor perineal (Fig. 6-7).

REFERÊNCIAS BIBLIOGRÁFICAS

1. Sultan AH, Thakar R, Ismail KM, Kalis V, Laine K, Räisänen SH, et al. The role of mediolateral episiotomy during operative vaginal delivery. Eur J Obstet Gynecol Reprod Biol. 2019;240:192-6.
2. Brandão ACMAG, Gambin CC, Majado CA, Kunitake N, Alexandre NMC, Dantas SRPE. Adaptation of "Perineal Assessment Tool" for Brazilian culture. ESTIMA [Internet]. 2018 Apr. 13;160. Disponível em: https://www.revistaestima.com.br/estima/article/view/397.
3. Jiang H, Qian X, Carroli G, Garner P. Selective versus routine use of episiotomy for vaginal birth. Cochrane Database Syst Rev. 2017;2(2):CD000081.
4. Brasil, Ministério da Saúde. Diretrizes Nacionais de Assistência ao Parto Normal. [Online] Disponível em: http://bvsms.saude.gov.br/bvs/publicacoes/diretrizes_nacionais_assistencia_parto_normal.pdf
5. Gemma M. Fatores associados à integridade perineal e à episiotomia do parto normal: estudo transversal. Dissertação de Mestrado. Faculdade de Saúde Pública. Universidade de São Paulo. 2016.
6. Kalis V, Laine K, de Leeuw JW, Ismail KM, Tincello DG. Classification of episiotomy: towards a standardisation of terminology. BJOG. 2012;119(5):522-6.
7. Correa Junior MD, Passini Junior R. Selective Episiotomy: Indications, Techinique, and Association with Severe Perineal Lacerations. Rev Bras Ginecol Obstet. 2016;38(6):301-7.
8. Franchi M, Parissone F, Lazzari C, Garzon S, Laganà AS, Raffaelli R, et al. Selective use of episiotomy: what is the impact on perineal trauma? Results from a retrospective cohort study. Arch Gynecol Obstet. 2020;301(2):427-35.

9. Driuso P, Beleza ACS. Avaliação fisioterapêutica da musculatura do assoalho pélvico feminino. Rio de Janeiro: Manole; 2018.
10. Viswanathan M, Hartmann K, Palmieri R, et al. The Use of Episiotomy in Obstetrical Care: A Systematic Review: Summary. 2005 May. In: AHRQ Evidence Report Summaries. Rockville (MD): Agency for Healthcare Research and Quality (US); 1998-2005. 112. Disponível em: https://www.ncbi.nlm.nih.gov/books/NBK11967.
11. Sorg H, Tilkorn DJ, Hager S, Hauser J, Mirastschijski U. Skin Wound Healing: An Update on the Current Knowledge and Concepts. Eur Surg Res. 2017;58(1-2):81-94.
12. Reinke JM, Sorg H. Wound repair and regeneration. Eur Surg Res. 2012;49(1):35-43.
13. Chodorowska G, Roguś-Skorupska D. Cutaneous wound healing. Ann Univ Mariae Curie Sklodowska Med. 2004;59(2):403-7.
14. Ezzati K, Fekrazad R, Raoufi Z. The Effects of Photobiomodulation Therapy on Post-Surgical Pain. J Lasers Med Sci. 2019;10(2):79-85.
15. Carroll JD. Light sources and dosimetry for the brain and whole body. In: Hamblin MR, Huang YY (Eds.). Photobiomodulation in the Brain: Low-Level Laser (Light) Therapy in Neurology and Neuroscience. Elsevier; 2019. p. 89-95.
16. Alvarenga MB, de Oliveira SM, Francisco AA, da Silva FM, Sousa M, Nobre MR. Effect of low-level laser therapy on pain and perineal healing after episiotomy: A triple-blind randomized controlled trial. Lasers Surg Med. 2017;49(2):181-188.
17. Santos J de O, de Oliveira SM, da Silva FM, Nobre MR, Osava RH, Riesco ML. Low-level laser therapy for pain relief after episiotomy: a double-blind randomised clinical trial. J Clin Nurs. 2012;21(23-24):3513-22.
18. Santos J de O, Oliveira SM, Nobre MR, Aranha AC, Alvarenga MB. A randomised clinical trial of the effect of low-level laser therapy for perineal pain and healing after episiotomy: a pilot study. Midwifery. 2012;28(5):e653-e659.

SÍNDROME GENITURINÁRIA

CAPÍTULO 7

Juliana Lenzi
Patrícia Lordêlo
Laura Rezende

A síndrome geniturinária (SGU), comumente chamada de SGU da menopausa, é caracterizada por um conjunto de sinais e sintomas diretamente associados a condições que afetam a produção de estrógeno ovariano e/ou causam dano ao epitélio vaginal e/ou ao suprimento vascular.[1] Essa definição foi apresentada em 2014 pela Sociedade Internacional para o Estudo da Saúde Sexual das Mulheres (ISSWSH) e pela Sociedade Norte-Americana da Menopausa (NAMS), substituindo o diagnóstico mais antigo de vaginite atrófica, um termo redutor e limitante, considerado insuficiente para definir a complexidade dos sinais e sintomas associados à menopausa e ao seu impacto.[2] Importante ressaltar que a transição do climatério e a pós-menopausa não representam doenças, mas estados caracterizados por essa crescente carência estrogênica e pelos fenômenos do envelhecimento.[3] A SGU afeta a maioria das mulheres pós-menopausa, com prevalência que varia entre 36 e 90%. Essa condição está sendo demonstrada nos anos pré-menopáusicos, com uma prevalência de 19% em mulheres entre 40 e 45 anos.[4]

O hipoestrogenismo é uma das principais causas descritas da SGU. O nível de estradiol apresenta uma oscilação no período pré-menopausa, entretanto, no período pós-menopausa, esse déficit está mais exacerbado.[5,6]

O estrogênio é um hormônio cuja ação está principalmente relacionada com os órgãos sexuais femininos, sendo o estradiol o tipo mais importante. Existem potencialmente quatro tipos de estrogênio, que contribuem para diferentes mecanismos conforme descritos no Quadro 7-1.[7]

Quadro 7-1. Tipos de Estrogênio

Estrona (E1)	Produzido, principalmente, na gordura corporal, mas também nos ovários e na placenta.
Estradiol (E2)	É o tipo mais ativo de estrogênio, produzido especialmente dentro dos folículos ovarianos, mas também em outros tecidos.
Estradiol (E3)	Principal estrogênio da gravidez. Este tipo de estrogênio é produzido e secretado, sobretudo, a partir da placenta.
Estradiol (E4)	É produzido apenas durante a gravidez, a partir do fígado do feto.

Adaptado de Bullivant et al, 2004.[8]

A lubrificação vaginal é causada pela transudação de fluidos dos vasos sanguíneos, das glândulas endocervicais e *Bartholin*. Os receptores de estrogênio ativados também estimulam a proliferação epitelial com a camada redundante de tecido muscular lisa. Durante a pós-menopausa, o número de receptores de estrogênio continua a diminuir, mas nunca desaparecer completamente.[8]

Além do hipoestrogenismo esperado na pós-menopausa, a deficiência estrogênica pode ocorrer em decorrência de eventos adversos das terapias antineoplásicas. A radioterapia na região pélvica pode incluir no seu campo de irradiação os ovários, sem afetar os níveis hormonais. Já a quimioterapia e/ou endocrinoterapia podem ser indutivos de SGU, pois podem reduzir níveis séricos de estrógenos, induzindo a menopausa precoce. Em mulheres com níveis séricos normais, poderá haver bloqueio periférico dos receptores hormonais, também induzindo a menopausa precoce.[6]

A fisiopatologia da SGU ainda não está totalmente esclarecida. Clinicamente, há uma redução dos pelos pubianos e uma redução da gordura que preenche os grandes lábios. O epitélio genital se torna mais fino, pálido e seco, podendo afetar o calibre do introito vaginal. A mucosa apresenta menor elasticidade, com perda gradual de rugosidade e alterações na microbiota vaginal, assim como a redução da vascularização sanguínea (Fig. 7-1).[9]

O epitélio vaginal de mulheres com diagnóstico de SGU frequentemente apresenta-se achatado nas superfícies, em decorrência de queratinização e ausência de papila. Além disso, há múltiplas camadas de células parabasais com maior proporção do núcleo em relação ao citoplasma e poucas células intermediárias e superficiais. Consequentemente a reserva de glicogênio é reduzida e há diminuição no número de lactobacilos, resultando

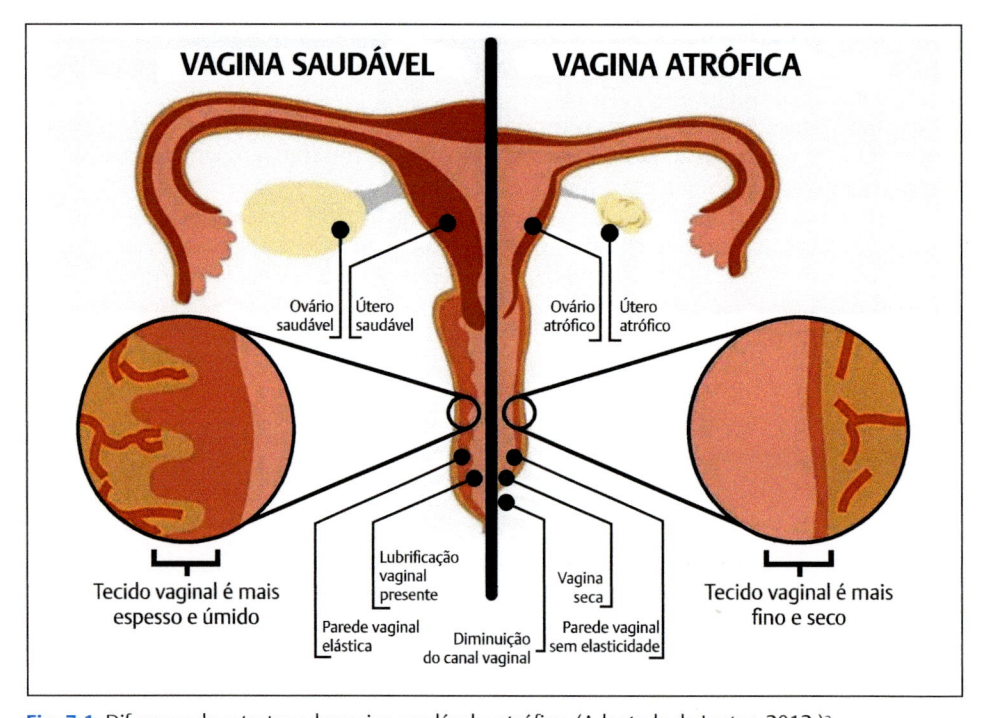

Fig. 7-1. Diferença de estrutura da vagina saudável e atrófica. (Adaptada de Lester, 2012.)[2]

em aumento no pH vaginal. Um pH vaginal acima de cinco é característico da SGU. A baixa porcentagem de lactobacilos e o aumento da proporção relativa de bactérias anaeróbias encontradas em mulheres na pós-menopausa podem predispor SGU.[4]

As principais características da SGU são atrofia, frouxidão, secura e irritação vulvovaginal, dispareunia, anorgasmia e sintomas urinários. Os sinais e sintomas estão descritos na Figura 7-2.

Os sinais e sintomas da SGU podem-se apresentar em diferentes severidades, podendo piorar com o passar do tempo, pela sua característica de cronicidade.[10]

O diagnóstico é baseado na avaliação clínica e a anamnese deve incluir questões sobre função sexual. É importante diferenciar a dispareunia superficial, típica da atrofia vulvovaginal, da dispareunia profunda, típica da endometriose.

Para a avaliação física o fisioterapeuta deve ficar atento a alguns pontos específicos. Pontuações padronizadas, associadas a exames laboratoriais, são recomendadas, como a avaliação do pH vaginal e o índice de saúde vaginal. O pH vaginal pode ser medido de diferentes maneiras (Figs. 7-3 e 7-4) e uma das maneiras mais utilizadas é a de avaliar pode ser com uma fita indicadora de pH – entre 0 e 14, colocada em contato com a mucosa do terço médio do canal vaginal, com auxílio de um espéculo. Esta é uma forma considerada segura e de baixo custo. Dessa maneira, para o propósito de definição do pH vaginal na síndrome genituriária, pode ser detectado um valor entre 5 e 6,8.[11]

Pelo Índice de Saúde Vaginal (VHI – *Vaginal Health Index*) é possível avaliar elasticidade, tipo e consistência da secreção de fluidos, pH, mucosa epitelial e umidade. São pontuados de 1 a 5, de acordo com suas características (Quadro 7-2). A soma desses pontos reflete a saúde do trato genituriário.[3]

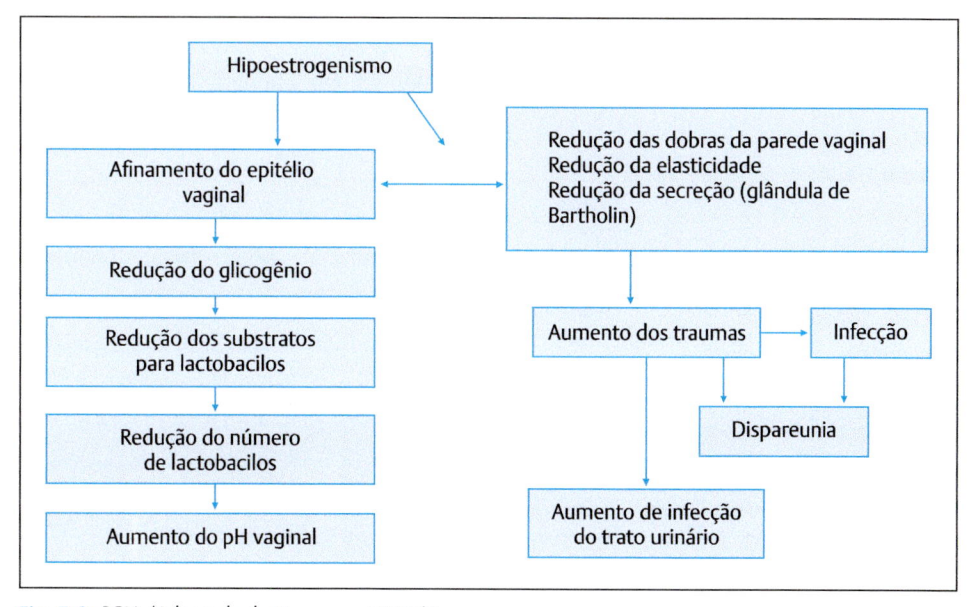

Fig. 7-2. SGU. (Adaptada de Naumova, 2018.)[9]

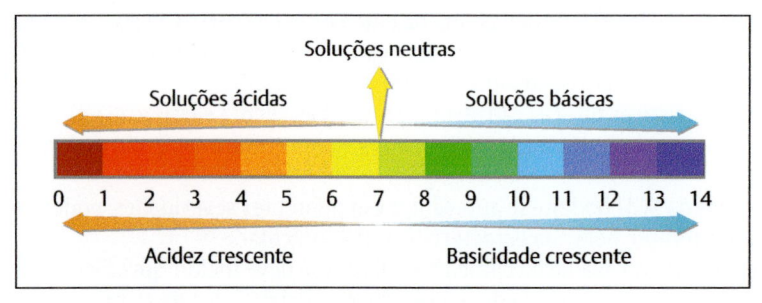

Fig. 7-3. Escala de pH.

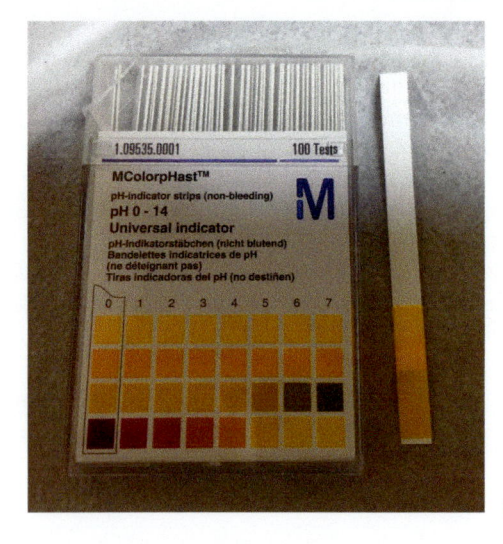

Fig. 7-4. Fita para medir o pH vaginal.

Quadro 7-2. Índice de Saúde Vaginal

VHI	1	2	3	4	5
Umidade Vaginal	Nenhuma, superfície inflamada	Nenhuma, superfície não inflamada	Mínima	Moderada	Normal
Volume de Líquido Vaginal	Nenhum	Escasso	Superficial	Moderado	Normal
pH	≥ 6,1	5,6-6,0	5,1-5,5	4,7-5,0	≤ 4,6
Elasticidade	Nenhuma	Pouca	Moderada	Boa	Excelente
Integridade Epitelial	Petéquias antes do exame	Sangramento ao pequeno contato	Sangramento à raspagem	Epitélio fino e não friável	Normal

Adaptado de Weber, 2016.[3]

SÍNDROME GENITURINÁRIA

Outra forma de avaliar pode ser pelo Índice de Maturação Vaginal (IMV),[12] que avalia as características celulares da mucosa vaginal, mas na prática clínica não é habitualmente utilizada. A indicação para a sua realização geralmente acontecer pela necessidade de um diagnóstico diferencial com outras patologias vulvovaginais, como a vulvodínia.[13] Sabe-se que no período pré-menopausa a concentração de células superficiais é maior e no período menopáusico e as células basais e parabasais serão encontradas em maior quantidade ao realizar uma análise histológica de conteúdo da secreção vaginal.

O Quadro 7-3 demonstra uma classificação utilizada para estratificar o grau de trofismo vaginal baseado na quantificação de células superficiais, intermediárias e basais.[13]

A avaliação funcional dos músculos do assoalho pélvico também tem um papel importante, visto que os exercícios específicos para a região são considerados como uma opção terapêutica para os sintomas da SGU.[14] A avaliação pode ser realizada por meio da palpação vaginal bidigital, seguindo-se as recomendações da International Continence Society (ICS) para verificação das características do desempenho muscular do assoalho pélvico e a simetria da mesma musculatura, ou seja, a coordenação dos músculos, tempo de sustentação, força muscular, repetições das contrações, características do relaxamento além da verificação do uso da musculatura acessória.[15] Uma forma de avaliar o desempenho muscular pode ser pela utilização da escala PERFECT, sendo que cada letra representa uma característica da habilidade muscular: o P (*Power*) representa a força muscular medida pela escala Oxford modificada; o E (*Endurance*) menciona o tempo de sustentação de contração; o R (*Repetitions*) significa quantas repetições a participante consegue realizar com a mesma força e tempo de contração; e o F (*Fast*) quantas contrações rápidas são realizadas.[16]

A abordagem terapêutica da SGU deve ser individualizada e, por sua natureza crônica, os tratamentos devem ser prescritos preferencialmente no início dos sinais e sintomas.[17] A terapêutica está baseada no manejo de sintomas e na tentativa de restaurar a parede vaginal o mais próximo de uma condição assintomática, além de uma possível neurogênese.

As modalidades terapêuticas podem ser divididas em hormonal e não hormonal, isoladas ou associadas.[6,7] Na escolha do uso de agentes farmacológicos, a abordagem sistêmica para reposição de estrógenos, assim como a aplicação local deste componente, apresenta algumas contraindicações. Entre os agentes farmacológicos não hormonais estão indicadas orientações sobre a saúde sexual da mulher em relação ao uso de lubrificantes e hidratantes. A fotobiomodulação com *laser* de baixa potência (FBM) vem demonstrando resultados animadores e vem sendo utilizado na prática clínica como tratamento adjuvante a outras técnicas já conhecidas.

Quadro 7-3. Classificação do Trofismo do Epitélio Vaginal em Diferentes Padrões Citológicos

Padrão Citológico	Predominância Celular	P (%)	I (%)	S (%)
Hipertrófico	I < S	0	0 a 30	70 a 100
Normotrófico	I = S	0	30 a 70	30 a 70
Hipotrófico	I > S	0	70 a 100	0 a 30
Atrófico leve	I > P	5 a 30	70 a 95	0
Atrófico moderado	I ≥ P	30 a 70	30 a 70	0
Atrófico acentuado	I < P	70 a 100	0 a 30	0

P = células profundas, I = células intermediárias, S = células superficiais.
Fonte: Consolaro et al., 2012.[14]

Os princípios da FBM estão descritos no Capítulo 1. Na SGU, o uso da FBM ainda precisa ser mais bem estudado, no entanto, a similaridade da mucosa oral com a mucosa vaginal – descrita no Capítulo 2 – permite a transposição do conhecimento científico para o uso clínico, uma vez que a FBM contribui para o estímulo de síntese de colágeno e elastina, associado à vasodilatação na submucosa vaginal e uretral, sugerindo efeitos benéficos de regeneração da parede vaginal e redução dos sintomas da SGU. Para alcançar esses efeitos, o comprimento de luz visível no espectro azul, vermelho e no infravermelho próximo demonstraram melhores resultados.[9]

A fotobiomodulação utilizada nos comprimentos de onda vermelho e infravermelho intracavitário, associada ou não à vibração, demonstrou melhora dos sintomas da SGU.[18] Adicionalmente, pode-se utilizar a luz azul de forma intra ou extracavitária (Fig. 7-5), que demonstrou segurança na aplicação vaginal[19] quando aplicado aproximadamente por 30 minutos.[20]

O uso de LED azul foi testado por meio de um estudo piloto no tratamento dos sintomas da SGU. Foi verificado um alto grau de satisfação das pacientes e melhora no sintoma de ressecamento vaginal, melhora da função sexual e aumento no grau de satisfação com a imagem genital. A aplicação do LED foi realizada em região intravaginal, com potência de 150 mW/cm^2 e dose 40,5 J/cm^2, por 8 minutos (Fig. 7-6). O tratamento consistiu em 3 sessões, com intervalo de 7 dias entre as mesmas.[19] A hipótese do estudo surgiu baseada

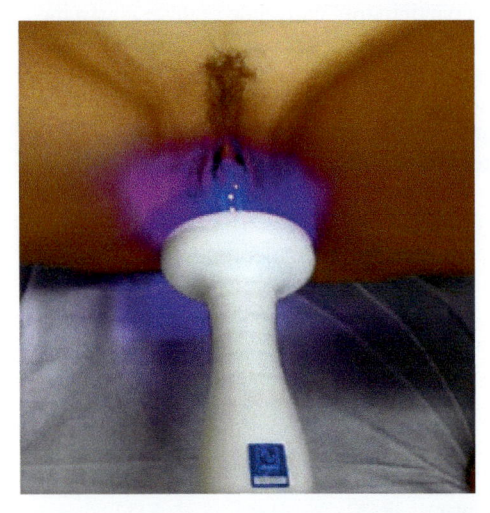

Fig. 7-5. LED azul com aplicação intracavitária.

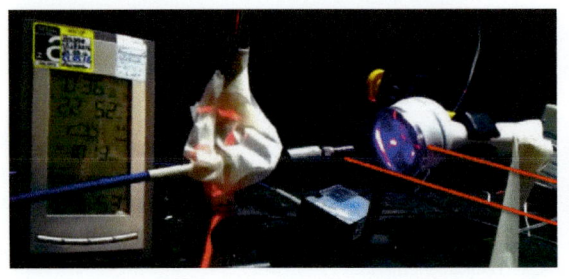

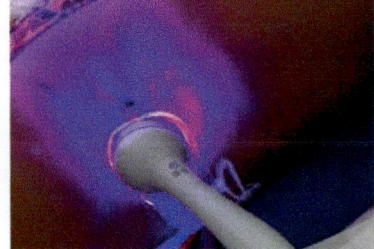

Fig. 7-6. Dispositivo de LED azul. (Fonte: Robatto et al, 2019.)[22]

nos efeitos circulatório, regenerador, bactericida e anti-inflamatório.[21] Vale ressaltar que o LED azul foi testado em região genital feminina em vaginas saudáveis e no tratamento da candidíase.[20] Pela segurança do uso da FBM em pacientes com os sintomas da SGU com histórico oncológico, os resultados também são promissores na função sexual e nos sintomas urinários em mulheres sobreviventes de câncer de mama.[22]

Os dispositivos extracavitários podem ser utilizados na prática clínica com energia entre 2 a 3 J, 100 mW, 2 vezes por semana, entre 15 e 20 minutos.[23]

Com a FBM no comprimento de onda vermelho e infravermelho é possível a utilização de um equipamento com ponteira que permita a aplicação intra e extracavitária, como demonstrado na Figura 7-7, ou também extracavitária com o *cluster* (Fig. 7-8).

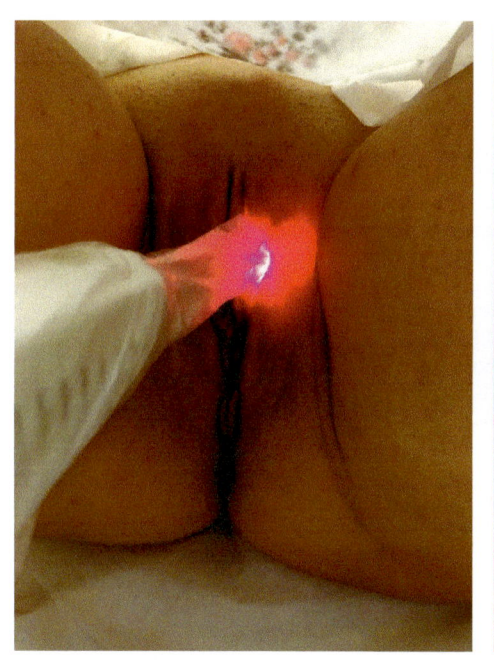

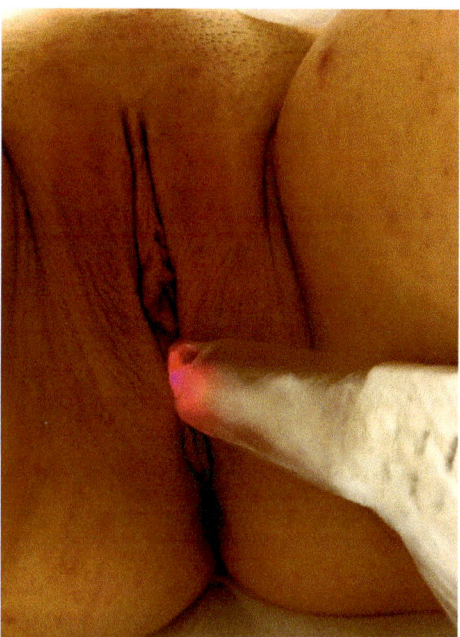

Fig. 7-7. Aplicação para SGU.

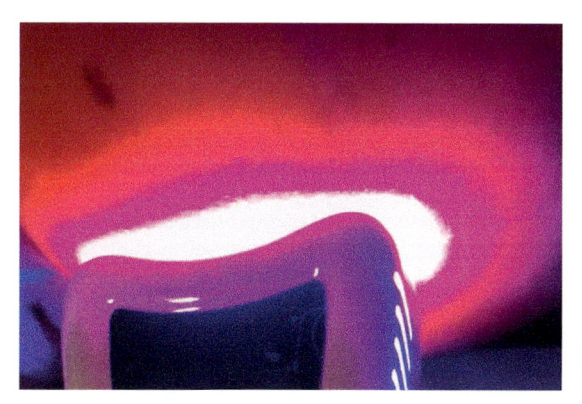

Fig. 7-8. Aplicação do *cluster* infravermelho e vermelho extracavitário.

REFERÊNCIAS BIBLIOGRÁFICAS

1. Palma F, Xholli A, Cagnacci A. Management of vaginal atrophy: a real mess. Results from the AGATA study. Gynecol Endocrinol. 2017;33(9):702-7.
2. Lester J, Bernhard L, Ryan-Wenger N. A self report instrument that describes urogenital atrophy symptoms in breast cancer survivors. West J Nurs Res. 2012;34(1):72-96.
3. Weber MA, Limpens J, Roovers JPWR. Assessment of vaginal atrophy: a Review. Int Urogynecol J. 2015;26:15-28.
4. Alvisi S, Gava G, Orsili I, Giacomelli G, Baldassarre M, Seracchioli R, et al. Vaginal Health in Menopausal Women. Medicina (Kaunas). 2019;55(10):615.
5. Falcone D, Richters RJ, Uzunbajakava NE, Van Erp PE, Van De Kerkhof PC. Sensitive skin and the influence of female hormone fluctuations: results from a cross-sectional digital survey in the Dutch population. Eur J Dermatol. 2017;27(1):42-8.
6. Kim HK, Kang SY, Chung YJ, Kim JH, Kim MR. The Recent Review of the Genitourinary Syndrome of Menopause. J Menopausal Med. 2015;21(2):65-71.
7. Gandhi J, Chen A, Dagur G, Suh Y, Smith N, Cali B, et al. Genitourinary syndrome of menopause: an overview of clinical manifestations, pathophysiology, etiology, evaluation, and management. Am J Obstet Gynecol. 2016;215(6):704-11.
8. Bullivant SB, Sellergren SA, Stern K, Spencer NA, Jacob S, Mennella JA, et al. Women's sexual experience during the menstrual cycle: identification of the sexual phase by noninvasive measurement of luteinizing hormone. J Sex Res. 2004;41(1):82-93.
9. Naumova I, Castelo-Branco C. Current treatment options for postmenopausal vaginal atrophy. Int J Womens Health. 2018;10:387-395. Published 2018 Jul 31.
10. Nappi RE, Martini E, Cucinella L, Martella S, Tiranini L, Inzoli A, et al. Addressing Vulvovaginal Atrophy (VVA)/Genitourinary Syndrome of Menopause (GSM) for Healthy Aging in Women. Front Endocrinol (Lausanne). 2019 Aug 21;10:561.
11. Mac Bride MB, Rhodes DJ, Shuster LT. Vulvovaginal atrophy. Mayo Clin Proc. 2010;85(1):87-94.
12. Caillouette JC, Sharp J, Zimmerman GJ, Roy S, Kirk EP, Medchill MT, et al. Vaginal pH as a marker for bacterial pathogens and menopausal status. Am J Obstet Gynecol. 1997;176(6):1270-7.
13. McEndree B. Clinical application of the vaginal maturation index. Nurse Pract. 1999;24(9):48, 51-2, 55-6.
14. Consolaro MEL, Silva MSV. Citologia Hormonal. In: Consolaro MEL, Stuchi MES. Citologia Clínica Cérvico-vaginal: texto e atlas. São Paulo: Roca; 2012. p. 15-30.
15. Mercier J, Morin M, Zaki D, Reichetzer B, Lemieux MC, Khalifé S, et al. Pelvic floor muscle training as a treatment for genitourinary syndrome of menopause: A single-arm feasibility study. Maturitas. 2019;125:57-62.
16. Bo K, Frawley HC, Haylen BT, Abramov Y, Almeida FG, Berghmans B, et al. An International Urogynecological Association (IUGA)/International Continence Society (ICS) joint report on the terminology for the conservative and nonpharmacological management of female pelvic floor dysfunction. Int Urogynecol J. 2017;28(2):191-213.
17. Laycock J, Jerwood D. Pelvic Floor Muscle Assessment: The PERFECT Scheme. Physiotherapy. 2001;87(12):631-42.
18. Pavie MC, Robatto M, Bastos M, Tozetto S, Boas AV, Vitale SG, et al. Blue light-emitting diode in healthy vaginal mucosa-a new therapeutic possibility. Lasers Med Sci. 2019;34(5):921-7.
19. Miyata S, Miyaji H, Kawasaki H, Yamamoto M, Nishida E, Takita H, et al. Antimicrobial photodynamic activity and cytocompatibility of Au25(Capt)18 clusters photoexcited by blue LED light irradiation. Int J Nanomedicine. 2017;12:2703-16.
20. Baqueiro P, Brasil C, Gomes T, Lemos A, Vieira C, Alvares C, et al. Light-emitting diode (LED) as a new therapeutic option on symptoms of genitourinary syndrome of menopause: clinical study phase I. ICS 2020 Abstract Submitted #476.
21. Barros D, Alvares C, Brasil C, Gomes T, Lemos A, Teles A, et al. Abstract Submitted #22553 Light emitting diode for the treatment of genitourinary syndrome of menopause in breast cancer survivors (LEDCA): preliminary results of a randomized double-blind clinical trial). ICS 2020 Abstract Submitted #562.

22. Robatto M, Pavie MC, Garcia I, Menezes MP, Bastos M, Leite HJD, et al. Ultraviolet A/blue light-emitting diode therapy for vulvovaginal candidiasis: a case presentation. Lasers Med Sci. 2019;34(9):1819-27.
23. Lanzafame RJ, de la Torre S, Leibaschoff GH. The Rationale for Photobiomodulation Therapy of Vaginal Tissue for Treatment of Genitourinary Syndrome of Menopause: An Analysis of Its Mechanism of Action, and Current Clinical Outcomes. Photobiomodul Photomed Laser Surg. 2019;37(7):395-407.

DISFUNÇÕES SEXUAIS FEMININAS

CAPÍTULO 8

Marcela Grigol Bardin
Juliana Lenzi
Laura Rezende

A disfunção sexual feminina (DSF) afeta de 25 a 63% das mulheres de todas as idades, em diferentes países, tornando-se ainda mais frequente no período climatérico, quando estes números atingem cifras de 68 a 86%.[1] Caracterizada, portanto, como uma condição de saúde de alta prevalência, a DSF possui vasta fisiopatologia, englobando desde a saúde psicoemocional e aspectos do relacionamento com a parceria sexual, até condições biológicas específicas, como níveis hormonais e integridade dos sistemas envolvidos na resposta sexual.[2]

Em um indivíduo saudável, o estímulo sexual recebido através de um ou mais dos cinco sentidos permite que o corpo reaja – diante de uma condição em que o sexo é desejável – ingressando no ciclo de resposta sexual, descrito pelas fases de desejo, excitação, orgasmo e resolução. A mulher com DSF é incapaz de desenvolver este ciclo ou apresenta falha, uma vez ingressada, para passar por uma ou mais dessas fases.[3] A Organização Mundial da Saúde[4] salienta a importância em cuidar da paciente com DSF com olhar integrativo sobre todos os aspectos fundamentais à sexualidade: fatores psicológicos, sociais, econômicos, políticos, culturais, éticos, legais, históricos, religiosos, espirituais e biológicos. Deste modo, é importante destacar que o tratamento da disfunção sexual requer anamnese detalhada, a fim de revelar quais destes citados fatores provavelmente estão influenciando a dificuldade à resposta sexual, além do envolvimento de uma equipe multidisciplinar especializada.

No entanto, as disfunções sexuais femininas (descritas no Quadro 8-1) frequentemente possuem origem e/ou perpetuação em condições biológicas que, por diversos motivos possíveis, encontram-se com algum distúrbio, impedindo a execução completa e eficiente da sua função. Por exemplo, a ausência ou redução da lubrificação vaginal, um dos possíveis indicadores de transtorno de excitação feminina, pode ser explicada pela diminuição da perfusão sanguínea periférica que, consequentemente, implica sobre a redução do exsudato do plasma sanguíneo para a luz do lúmen vaginal. São diversos os fatores físicos que poderiam justificar tal ocorrência, como: hipertonia dos músculos do assoalho pélvico; baixo nível de estrogênio plasmático; receptores estrogênicos vaginais reduzidos; iatrogenia cirúrgica ou induzida por tratamento oncológico (p. ex.: a químio e/ou radioterapia).

Neste contexto, a fotobiomodulação parece ser um potencial recurso para auxiliar no tratamento da DSF, portanto, neste capítulo, buscamos discutir sua aplicabilidade.

Quadro 8-1. Classificação das Disfunções Sexuais Femininas e Implicações para Fotobiomodulação

Disfunção	Subtipos	Etiopatogenia	Sinais/Sintomas	Outras Implicações	Objetivo da Fotobiomodulação	Exemplo de aplicação do LED ou LBP
Desordem de desejo	Desejo sexual hipoativo	Predominantemente psicoemocional	Interesse sexual diminuído ou ausente, ausência de pensamentos e fantasias sexuais, falta de desejo em resposta diante de motivo ou incentivo erótico	Apesar de, a princípio, estas disfunções não serem responsivas ao tratamento biológico direto, em casos em que a anamnese as associarem a um fator físico desencadeante (p. ex.: dispareunia), a fotobiomodulação pode ser considerada baseando-se no fator causal biológico	-	-
	Aversão sexual	Predominantemente psicoemocional	Ansiedade e/ou repugnância ao antecipar ou atentar qualquer atividade sexual		-	-
Desordem de excitação	Subjetiva	Predominantemente psicoemocional	Ausência ou redução drástica da excitação sexual cognitiva e prazer sexual a partir de qualquer estímulo sexual. Lubrificação vaginal e outros sinais de resposta física ainda podem ocorrer	A desordem de excitação subjetiva (ou cognitiva) e genital também pode coexistir em associação. Neste caso, o objetivo da fotobiomodulação na desordem de excitação genital pode não ser alcançado suficientemente se a subjetiva não for apropriadamente tratada	-	-
	Genital	i. Atrofia genital por falência ovariana e hipoestrogenismo (ex.: síndrome geniturinária, radioterapia pélvica, ooforectomia) e redução da perfusão sanguínea; ii. Disfunção de condução (idiopática ou por neuropatia periférica); iii. Iatrogênica (radioterapia, quimioterapia); iv. Imunológica (ex: líquen escleroso, síndrome de Sjögren)	Queixa de resposta genital ausente ou reduzida. Possíveis relatos: ausência de sensações prazerosas ao estímulo/carícia sexual, redução da lubrificação vaginal ou congestão vulvar. A excitação sexual subjetiva ainda pode ocorrer a partir de estímulos sexuais não genitais		i. Melhorar perfusão sanguínea; ii. Neuromodulação; iii. Reparo e modulação tecidual; iv. Reparo.	**Posicionamento ponteira:** Sobre a vulva e o períneo, estrategicamente buscando atingir ramificações das artérias e nervos dorsal do clitóris e perineais (Fig. 8-2) **Comprimento de onda:** Infravermelho próximo (etiopatogenia i. e ii.); se iii. ou iv.: adicionar vermelho. **Dose:** 2 a 4 J

DISFUNÇÕES SEXUAIS FEMININAS

Desordem de orgasmo	Transtorno do orgasmo	i. Fraqueza ou disfunção de MAP; ii. Redução da perfusão sanguínea vulvovaginal; iii. Disfunção de condução (idiopática ou por neuropatia periférica)	Intensidade das sensações orgásticas reduzidas e/ou atraso para alcançá-las	i. Melhorar perfusão sanguínea muscular e modular função; ii. Melhorar perfusão sanguínea da mucosa vaginal; iii. Neuromodulação.	**Posicionamento ponteira:** Sobre a vulva ao longo do trajeto do músculo bulboesponjoso e isquiocavernoso; intravaginal em pontos distais e mediais do canal vaginal objetivando o m. levantador do ânus. **Comprimento de onda:** Infravermelho próximo **Dose:** 3-4 J
	Anorgasmia		Ausência de orgasmo mesmo sob o relato de desejo e excitação altos	Deve-se investigar o uso de medicações que possam prejudicar a resposta ao estímulo sexual a partir do SNC (p. ex.: antidepressivos inibidores da receptação de serotonina)	
Dispareunia	Penetração	Multifatorial. Algumas possíveis causas orgânicas: i. Inflamação local; infecção vaginal; ii. Ponto-gatilho muscular; iii. Hipertonia da MAP; iv. Vulvodínia localizada provocada; v. Iatrogênica (ex.: episiotomia, cirurgia genital, braquiterapia ou radioterapia pélvica)	Dor persistente ou recorrente causada pela penetração ou tentativa de penetração vaginal, referida em região de introito vaginal	i. Modular resposta inflamatória; ii. Inibir junção neuromuscular; iii. Modular estresse oxidativo; iv. Analgesia através da neuromodulação; v. Reparo tecidual.	**Local da aplicação:** Intravaginal buscando pontos dolorosos para as etiopatogenias ii., iv. e v. Em pontos esparsos pelo canal vaginal e vulva, se etiopatogenias i (usar luz no comprimento de onda azul) e iii **Comprimento de onda:** Etiopatogenias i – vermelho; ii., iii, iv e v. vermelho + infravermelho. **Dose:** 2-5 J

(Continua.)

Quadro 8-1. *(Cont.)* Classificação das Disfunções Sexuais Femininas e Implicações para Fotobiomodulação

Disfunção	Subtipos	Etiopatogenia	Sinais/Sintomas	Outras Implicações	Objetivo da Fotobiomodulação	Exemplo de aplicação do LED ou LBP
Dispareunia	Profundidade	i. Presença de comorbidades (p. ex.: cistite intersticial; fibromialgia, endometriose; doença inflamatória pélvica); ii. Iatrogênica (p. ex.: radioterapia pélvica); iii. Afecções do colo do útero (p. ex.: ectopia de glândulas cervicais); iv. Hipersensibilidade do colo do útero (p. ex.: nevralgia do pudendo)	Dor persistente ou recorrente referida em região proximal da vagina, geralmente ocasionada pela inserção completa do pênis ou dispositivo na vagina		i. Neuromodulação; ii. Reparo tecidual superficial e profundo; iii. Modulação do processo inflamatório; iv. Neuromodulação	**Local da aplicação:** Terço proximal da vagina, parede posterior e colo do útero, buscando ramificação do nervo hipogástrico (Fig. 8-1.); terço medial, parede posterior da vagina, buscando nervo pélvico. **Comprimento de onda:** Infravermelho **Dose:** 3-4 J
Vaginismo[8]	Graus I e II	Hipertonia e hiperatividade da MAP	i. Espasmo de MAP aliviada com encorajamento ■ Espasmo Mantido mesmo sobre tranquilização	As causas estruturais, anormalidades físicas e infecções devem ser tratadas de forma específica	Inibir junção neuromuscular e neuromodular à dor.	**Posicionamento da ponteira:** Sobre a vulva ao longo do trajeto do músculo bulboesponjoso; se possível: intravaginal em pontos distais e mediais do canal vaginal alcançando o m. levantador do ânus. Se inviável a penetração com a ponteira: Sobre a rafe do períneo **Comprimento de onda:** Infravermelho próximo **Dose:** 3-4 J
	Graus III/IV		■ Espasmo de MAP associada à elevação do quadril na tentativa de fugir do exame físico ■ Proteção contra o exame físico ativando adutores do quadril			

MAP = Músculos do Assoalho Pélvico, LBP = Laser de Baixa Potência.
Tabela elaborada com base em Basson, 2004; Graziottin, 2015 e Abdo.

FISIOPATOLOGIA DAS DSFs

Até o momento, estudos científicos investigando o efeito da fotobiomodulação em cada classificação das disfunções sexuais femininas são escassos. No entanto, diversos estudos na literatura científica mundial evidenciam os efeitos benéficos da fotobiomodulação para o tratamento da dor neuropática,[5] modulação do processo inflamatório,[6] modulação da condução nervosa periférica,[7] reparo tecidual,[8] estímulo da angiogênese e melhora da perfusão sanguínea,[9] entre outros mecanismos que compartilham de uma ou mais importantes fisiopatologias orgânicas das DSFs. Dessa forma, a aplicabilidade da fotobiomodulação como recurso auxiliar no tratamento das disfunções sexuais femininas requer compreensão das diferentes fisiopatologias orgânicas ou biológicas das DSFs.

Vasculogênica

A primeira fase da resposta sexual feminina implica no aumento da lubrificação e do diâmetro do lúmem vaginal, ingurgitamento das paredes vaginais e da vulva e aumento do volume do clitóris. Esta resposta é mediada por neurotransmissores responsáveis por promoverem o relaxamento da musculatura lisa do endotélio dos vasos sanguíneos genitais. Questões envolvendo de forma direta (p. ex.: a realização de radioterapia que afetou a artéria ílio-hipogástrica-pudenda) ou indireta (p. ex.: o hipoestrogenismo) o sistema vascular genital prejudicarão a congestão vaginal e a ereção clitoriana, consequentemente levando à redução da sensibilidade genital e da lubrificação vaginal.

Um estudo realizado por Battaglia *et al.* (2008) avaliou a variação do volume e vascularização do clitóris durante as fases do ciclo menstrual e apontou que na fase pré-ovulatória, sabidamente a de maior desejo sexual na mulher saudável, o volume do clitóris encontra-se maior, comparado às demais fases. Correlacionaram-se positivamente ao maior volume clitoriano o nível de estradiol e a perfusão sanguínea, que por sua vez era induzida pela maior concentração de nitrito e nitrato circulantes.[10] Em mulheres mais velhas o volume sanguíneo basal avaliado na artéria dorsal do clitóris apresentou-se reduzido em relação ao de mulheres mais novas, associando-se ao desejo sexual hipoativo genital e desordem de excitação.[11] Sabe-se, no entanto, que a vasodilatação vulvovaginal não só é imprescindível para que ocorra a lubrificação vaginal, mas também permite o estímulo do *input* aferente à excitação sexual feminina, ao viabilizar a maior sensibilidade genital, ou seja, a resposta genital, além de ser determinante para o desejo genital e excitação sexual feminina, atua como *feedback* positivo para as demais fases da resposta sexual.

Portanto, a redução da perfusão sanguínea genital pode ter etiopatogenia do desejo sexual hipoativo, transtorno da excitação e do orgasmo e dispareunia. Diante do estímulo sexual, mulheres com afecções genitais vasculogênicas podem apresentar sintomas de atraso da resposta genital (ausência ou diminuição do ingurgitamento vulvovaginal), redução da lubrificação vaginal, dor ou desconforto durante o intercurso sexual, redução da sensibilidade vulvovaginal, redução da qualidade e/ou aumento do tempo para atingir o orgasmo.

Um dos reconhecidos efeitos da fotobiomodulação é a vasodilatação endotelial. A literatura tem demonstrado que a fotobiomodulação sinaliza para a liberação do óxido nítrico mitocondrial, estimulando e facilitando a produção dos íons nitrito e nitrato de efeitos vasodilatadores.[12] No entanto, ao passo que a fotobiomodulação possui efeito vasodilatador por si só, é importante atentar-se para os motivos pelos quais tal função esteja prejudicada. Por exemplo, alterações dos níveis circulantes de estrogênio associados à menopausa são sabidamente reconhecidas por promoverem as alterações acima citadas da musculatura lisa do clitóris e da vagina. Quaisquer lesões traumáticas como pressão perineal por ciclismo, laceração perineal, iatrogenia cirúrgica ou induzida por tratamento oncológico podem resultar no mesmo efeito (prejuízo vascular genital). Assim, diante do reconhecimento da etiopatogenia orgânica, deve-se considerar o efeito desejado da fotobiomodulação para então escolher a melhor dosimetria. Diante de uma queixa de resposta genital deficiente, a modulação da microcirculação local deve ser eleita. No entanto, é importante que os motivos específicos que levaram à redução da perfusão sanguínea em questão sejam levados em consideração ao se optar pela forma de aplicação deste recurso. Uma mulher com histórico de parto recente com laceração ou episiotomia, por exemplo, precisará da aplicação da fotobiomodulação com LED ou laser de baixa potência para reparar o tecido lesionado (Capítulo 5). Já aquela que apresenta hipertonia da MAP, requer aplicação com o intuito de modular o tônus muscular.

Neurogênica

Para que todas as alterações genitais ocorram, a excitação sexual é controlada pelos *inputs* nervosos parassimpáticos facilitatórios ou simpáticos inibitórios do sistema nervoso autonômico. Assim, complementar às etiopatogenias vasculogênicas, as causas de origem no sistema nervoso periférico também são importantes na DSF, que se pode beneficiar da fotobiomodulação. Os mecanismos periféricos que podem ser neurobiomodulados versam desde sintomas de hipersensibilidade e alodinia, justificadas pela proliferação neural (p. ex.: vulvodínia), à hipossensibilidade genital dada pela deficiência da condução nervosa dos mecano e/ou termoceptores presentes na vulva e vagina. Doenças metabólicas (p. ex.: diabetes) e autoimunes (p. ex.: lúpus) que podem promover neuropatia periférica são exemplos de etiopatogenias relacionadas com hipossensibilidade genital, presente nos transtornos de desejo e excitação femininos.

Fibras pré-ganglionares autonômicas parassimpáticas da vagina e clitóris possuem raízes sacrais e são veiculadas pelo nervo pélvico, enquanto as fibras autonômicas simpáticas possuem origem no nível toracolombar e são conduzidas pelo nervo hipogástrico (Fig. 8-1). Nervo somático (portanto de atuação voluntária, motora e sensitiva), pudendo e fibras aferentes e eferentes do nervo vago também contribuem para a resposta genital. Um estudo sobre a inervação da vagina mostrou que existem, significativamente, mais fibras nervosas na região distal, quando comparada à porção proximal.[13] Este achado favorece – em razão do fácil acesso à porção distal – a aplicabilidade da fotobiomodulação nessa área, com o intuito de neuromodular as conduções pré-sinápticas e impulsos aferentes, no tratamento da melhora da sensibilidade genital. A parte anterior da vagina, provavelmente a mais sensível, possui inervação mais densa (maior quantidade de terminações nervosas) que a parede posterior.

As fibras sensoriais do nervo pélvico inervam a vagina, com maior concentração no fórnix vaginal. O nervo hipogástrico, apesar de conter relativamente poucos axônios de neurônios aferentes, exerce papel importante na condução da dor de região uterina. Portanto, este deveria ser o foco da modulação da dor na dispareunia de profundidade. Já o nervo pudendo é o principal a conduzir estímulo sensitivo de toda a região perineal, vaginal, clitoriana, devendo ser o maior foco da neuromodulação, visando tanto à melhora da sensibilidade para a resposta genital, quando no tratamento da dor, como na dispareunia de penetração e vaginismo. O estímulo vagal conduz informação sensitiva dos órgãos pélvicos femininos, que se mantêm funcionais mesmo após lesão medular no nível sacral, e contribuem para as sensações de cólicas menstruais e orgasmo de mulheres com lesão medular.[14,15]

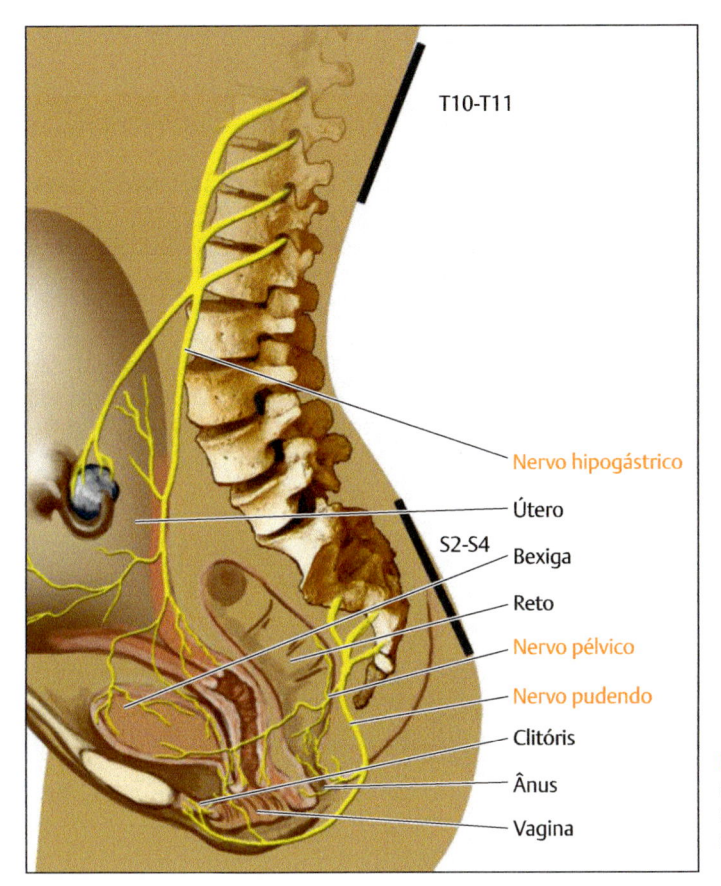

Fig. 8-1. Inervação envolvida na resposta sexual feminina. (Fonte: adaptado de Hilliges M, 1995.)

Musculogênica

Os músculos do assoalho pélvico (MAP) – principalmente a porção do músculo levantador do ânus – e a membrana perineal, participam da resposta e função sexual feminina. A membrana perineal, em conjunto com os músculos bulboesponjoso e isquiocavernoso, quando ativados de forma voluntária contribuem para a intensificação da excitação sexual e orgasmo. Eles também são responsáveis pelas contrações rítmicas involuntárias durante o orgasmo.

Qualquer dano à integridade destes músculos podem comprometer essas ou mais fases das respostas sexuais. O músculo levantador do ânus juntamente ao músculo bulboesponjoso são responsáveis pela receptividade vaginal. Dessa forma, o bom funcionamento e normotonia são imprescindíveis para a função sexual feminina. Tanto a fraqueza ou hipotonia poderá condenar o prazer derivado da resposta genital (hipossensibilidade) e estar associada ao transtorno de excitação e do orgasmo, quanto sua hipertonia pode impossibilitar a penetração durante o intercurso sexual e causar dor. A dor gerada pela contratura muscular pode se dar por três distintos mecanismos: (1) pressão mecânica do músculo contraído sobre os nociceptores; (2) isquemia tecidual com ativação da cascata de sinalização de potencial dano celular e (3) redução da reabsorção de metabólitos locais com aumento da citotoxicidade.

A fotobiomodulação poderá contribuir neste processo por meio da atuação na modulação da atividade muscular e da dor. Pelo estímulo de redução do processo inflamatório, reparo tecidual e analgesia, a fotobiomodulação possui a habilidade de modular o metabolismo celular através da absorção da energia pelos fotorreceptores, que aceleram a cadeia de transporte de elétrons e, consequentemente, altera a síntese de adenosina trifosfato (ATP) e modulam a concentração de íons de cálcio na membrana da célula muscular.[16] Um estudo realizado por Santos *et al.* (2017) demonstrou que seis aplicações de *laser* de baixa potência com comprimento de onda de 808 nm (infravermelho próximo) realizadas no espaço de tempo de três semanas resultaram em redução do tônus e relaxamento do músculo masseter de crianças com espasticidade neurológica.[17] O efeito da fotobiomodulação sobre a junção neuromuscular melhora o desempenho muscular quando fraco, reduzindo a hiperatividade muscular, quando hipertônico. Dessa forma, a fotobiomodulação aplicada ao vaginismo possui potencial efeito ao atuar sobre a atividade da MAP, contribuindo para a melhora da amplitude de movimento e facilitando a mobilização do tecido muscular. Adicionalmente, ao atuar sobre o controle da dor, de forma direta (modulando a cascata do processo inflamatório) ou indireta (por possibilitar maior relaxamento muscular), a fotobiomodulação poderia, ainda, contribuir como método adjuvante no tratamento da dispareunia e dor do vaginismo.

APLICABILIDADE

Conforme dito anteriormente neste capítulo, vale reforçar que a escolha da aplicação da fotobiomodulação no tratamento das DSFs deve ser eleita por meio da verificação da afecção causal, dada pela avaliação física e pela história da paciente.

Uma vez identificada a etiopatogenia biológica da DSF, é imprescindível conhecer o que causou. A seguir, a escolha do local de aplicação, o comprimento de onda e a dose a serem utilizados serão realizados com foco em restabelecer a função prejudicada e modular ou reparar o fator causal.

Sabe-se que os comprimentos de ondas próximos ao infravermelho possuem maior alcance às estruturas mais profundas, como quando se objetiva realizar a neuromodulação e atingir, portanto, nervos plexos neurais. Já quando o intuito é realizar reparo tecidual, o vermelho pode ser preferido. Com base nas possíveis etiopatogenias e neste raciocínio, a Figura 8-2 expõe as principais ramificações nervosas e sanguíneas cujas funções são imprescindíveis à resposta sexual feminina. Estes locais devem ser criteriosamente selecionados para a aplicação da fotobiomodulação, visando respostas mais locais ou modular funções cujos principais sintomas são notados nestas regiões. A Figura 8-3 demonstra um exemplo de uso da fotobiomodulação.

O Quadro 8-1 contém os possíveis objetivos a serem requeridos com a fotobiomodulação aplicada às DSF, e suas respectivas dosagens. Vale ressaltar, no entanto, que estudos científicos são escassos até aqui, e devem ser frequentemente procurados para a atualização da escolha clínica.

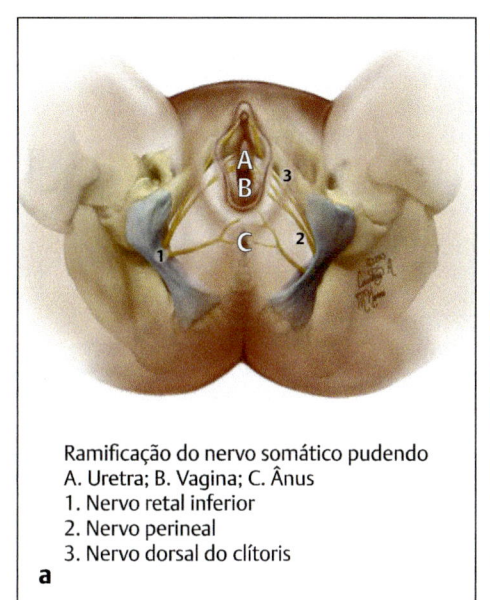

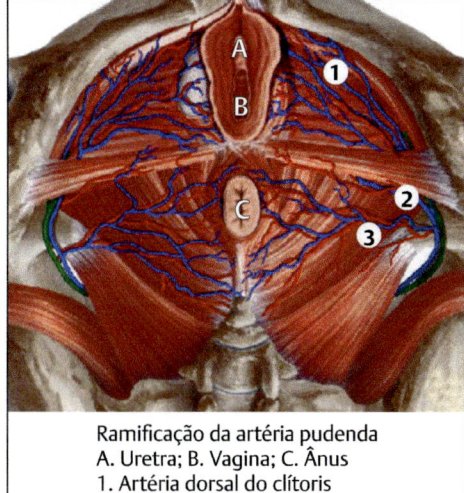

DISFUNÇÕES SEXUAIS FEMININAS

Ramificação do nervo somático pudendo
A. Uretra; B. Vagina; C. Ânus
1. Nervo retal inferior
2. Nervo perineal
3. Nervo dorsal do clítoris

Ramificação da artéria pudenda
A. Uretra; B. Vagina; C. Ânus
1. Artéria dorsal do clítoris
2. Artéria perineal
3. Artéria retal inferior

Fig. 8-2. Ramificações nervosas (a) e vasculares (b) periféricas cujas funções são imprescindíveis à resposta sexual feminina. (Fonte: domínio público.)

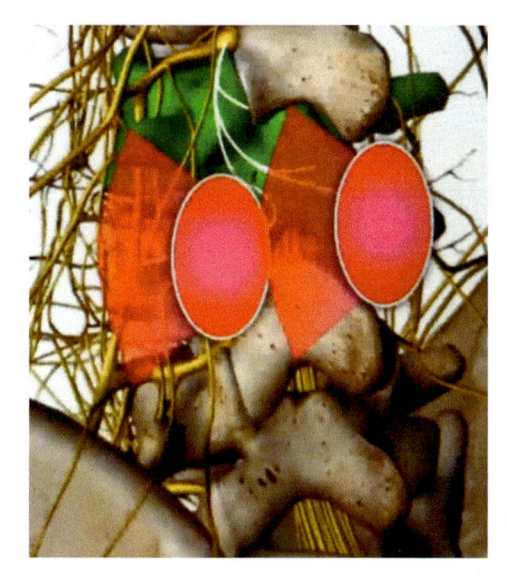

Fig. 8-3. Aplicação no trajeto neural. (Fonte: THOR laser.)

REFERÊNCIAS BIBLIOGRÁFICAS
1. Heidari M, Ghodusi M, Rezaei P, Kabirian Abyaneh S, Sureshjani É, Sheikhi RA. Sexual Function and Factors Affecting Menopause: A Systematic Review. J Menopausal Med. 2019;25(1):15-27.

2. Berman JR. Physiology of female sexual function and dysfunction. Int J Impot Res. 2005;17(Suppl 1):S44-51.
3. McCabe MP, Sharlip ID, Atalla E, Balon R, Fisher AD, Laumann E, et al. Definitions of Sexual Dysfunctions in Women and Men: A Consensus Statement From the Fourth International Consultation on Sexual Medicine 2015. J Sex Med. 2016;13(2):135-43.
4. World Health Organization. Defining sexual health: report of a technical consultation on sexual health, 28–31 January 2002, Geneva. [Online] [Accesso 30 Nov 2007]. Disponível em: https://www.who.int/reproductivehealth/publications/sexual_health/defining_sexual_health.pdf.
5. Holanda VM, Chavantes MC, Wu X, Anders JJ. The mechanistic basis for photobiomodulation therapy of neuropathic pain by near infrared laser light. Lasers Surg Med. 2017;49(5):516-24.
6. Hamblin MR. Mechanisms and applications of the anti-inflammatory effects of photobiomodulation. AIMS Biophys. 2017;4(3):337-61.
7. Takhtfooladi MA, Jahanbakhsh F, Takhtfooladi HA, Yousefi K, Allahverdi A. Effect of low-level laser therapy (685 nm, 3 J/cm(2)) on functional recovery of the sciatic nerve in rats following crushing lesion. Lasers Med Sci. 2015;30(3):1047-52.
8. Baptista J, Martins MD, Pavesi VC, Bussadori SK, Fernandes KP, Pinto Júnior Ddos S, et al. Influence of Laser Photobiomodulation on Collagen IV During Skeletal Muscle Tissue Remodeling After Injury in Rats. Photomed Laser Surg. 2011;29(1):11-7.
9. da Rosa AS, dos Santos AF, da Silva MM, Facco GG, Perreira DM, Alves AC, et al. Effects of low-level laser therapy at wavelengths of 660 and 808 nm in experimental model of osteoarthritis. Photochem Photobiol. 2012;88:161-6.
10. Battaglia C, Nappi RE, Mancini F, Cianciosi A, Persico N, Busacchi P, et al. Menstrual cycle-related morphometric and vascular modifications of the clitoris. J Sex Med. 2008;5(12):2853-61.
11. Berman JR, Berman L, Goldstein I. Female sexual dysfunction: Inci- dence, pathophysiology, evaluation and treatment options. Urology. 1999;54:385-392.
12. Ball KA, Castello PR, Poyton RO. Low intensity light stimulates nitrite-dependent nitric oxide synthesis but not oxygen consumption by cytochrome c oxidase: Implications for phototherapy. J Photochem Photobiol B. 2011;102(3):182-91.
13. Hilliges M, Falconer C, Ekman-Ordeberg G, Johansson O. Innervation of the human vaginal mucosa as revealed by PGP 9.5 immunohistochem. Acta Anat (Basel). 1995;153(2):119-26.
14. Komisaruk BR, Gerdes CA, Whipple B. 'Complete' spinal cord injury does not block perceptual responses to genital self-stimulation in women. Arch Neurol. 1997;54:1513-20.
15. Whipple B, Richards E, Tepper M, Komisaruk BR. Sexual responses in women with complete spinal cord injury. In: Krotosku DM, Nosek M, Turk M, editors. The health of women with physical disabilities: Setting a research agenda for the 90's. Baltimore, MD: Paul H. Brookes Publishing Co; 1995:69-80.
16. Mandelbaum-Livnat MM, Almog M, Nissan M, Loeb E, Shapira Y, Rochkind S. Photobiomodulation triple treatment in peripheral nerve injury: Nerve and muscle response. Photomed Laser Surg. 2016;34(12):638-45.
17. Santos MT, Diniz MB, Gouw-Soares SC, Lopes-Martins RA, Ribgo L, Baeder FM. Evaluation of low-level laser therapy in the treatment of masticatory muscles spasticity in children with cerebral palsy. J Biomed Opt. 2016;21:28001.

CAPÍTULO 9

EDEMA GENITAL

Marcela Ponzio Pinto e Silva
Mariana Maia de Oliveira Sunemi
Juliana Lenzi
Laura Rezende

INTRODUÇÃO

O aparelho reprodutor feminino, ou sistema genital feminino, é responsável pelo processo de reprodução humana. Os órgãos sexuais femininos constituem a genitália interna e a externa. Os órgãos genitais externos, ou vulva, são o monte pubiano, os grandes e os pequenos lábios, o clitóris, o vestíbulo, o bulbo vestibular e as glândulas vestibulares, e são sustentados pelo períneo. A vagina, o útero, os ovários e as tubas uterinas compõem os órgãos genitais internos.

Os órgãos reprodutores femininos passam por importantes mudanças estruturais e funcionais durante toda a vida da mulher. Essas mudanças ocorrem sob a influência de hormônios sexuais femininos, que também têm papel importante na maturação sexual.

No contexto da saúde, a mulher deixou de ser vista apenas como um corpo reprodutivo. A partir da década de 1980, em decorrência do ativismo feminino e da chegada da tecnologia digital, ela se tornou protagonista no cuidado de sua saúde nas mais diversas etapas da vida. Luta para que suas necessidades físicas, psíquicas e sociais sejam escolhidas, levando em conta sua autonomia e controle quanto ao cuidado do seu corpo.[1]

Portanto, o cuidado da saúde da mulher discorre em vários aspectos. Manejar uma condição tão específica, como edema vulvar, fomenta discussões entre diversas especialidades e carece de conhecimento em todas. Esta complicação rara e extremamente desconfortável pode estar relacionada com diversos fatores. Na oncologia feminina pode ser decorrente da compressão e/ou obstrução gerada por tumores malignos, bem como seu tratamento. Também pode aparecer na gestação, parto e puerpério, associado ou não a doenças específicas da gravidez, como também associado a cirurgias ginecológicas, traumas perineais, relações sexuais consensuais ou não, tumores benignos, obstruções pélvicas e hiperestimulação ovariana, entre outras. Pode ainda se apresentar associado a condições inflamatórias, infecciosas e médicas generalizadas, podendo, portanto, acometer a mulher desde a infância até a senilidade.

Abordar este tema tão pouco documentado na literatura, de forma completa e inovadora, constitui um desafio à equipe de saúde. A atuação do fisioterapeuta como parte integrante desta equipe tem-se mostrado cada vez mais evidente e será explorada de forma abrangente neste capítulo.

ETIOPATOGENIA

O edema vulvar (Fig. 9-1) é uma condição rara, bastante angustiante para a mulher e para o profissional de saúde e um desafio no tratamento.[2] Esta condição é considerada preocupante, uma vez que pode ser causada por condições graves como pré-eclâmpsia, diabetes, vulvovaginite, anemia grave e neoplasia.[3] Há também uma relação entre o edema de vulva e a obesidade em mulheres acamadas, condições que favorecem a retenção hídrica.[4]

Geralmente o edema vulvar está acompanhado de grande desconforto, dificuldade para urinar e/ou evacuar, deambular e é extremamente doloroso.[1,5] Pode estender-se à região do abdome, região inguinal e membros inferiores, expandindo-se distalmente (Fig. 9-2).[5]

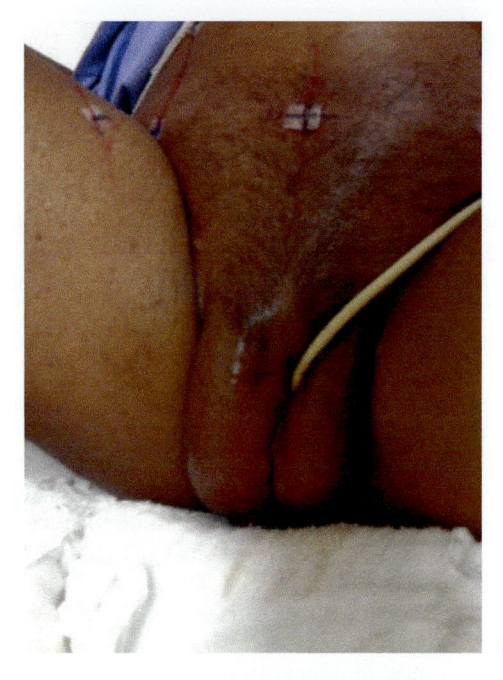

Fig. 9-1. Edema vulvar.

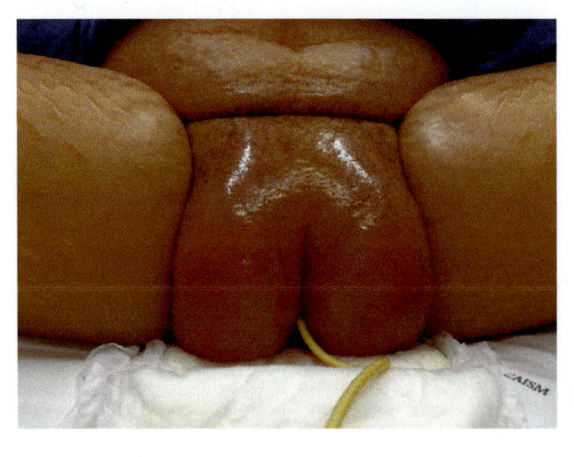

Fig. 9-2. Edema vulvar, abdominal e de membros inferiores.

A patogênese ainda é incerta e a causa mais provável da formação do edema vulvar é a diminuição da pressão oncótica e aumento da pressão hidrostática, obstruindo ou interrompendo a drenagem linfática.[2,4,5] Frequentemente abrange processos inflamatórios e sofre influência da posição supina por meio da influência da força de gravidade, que facilita ainda mais o aparecimento do edema.[1,2]

ETIOLOGIAS DO EDEMA VULVAR[1-5]

1. *Causas oncológicas:* podem estar associadas à compressão tumoral, metástase, comprometimento linfonodal, radiações, cirurgias, angiomixoma.
2. *Causas obstétricas:* podem estar presentes nas gestantes, partos e puerpério. Os edemas desta ordem geralmente estão associados a partos prolongados, pré-eclâmpsias e eclâmpsia, além de traumas perineais, como lacerações intrapartos;
3. *Causas ginecológicas:* podem estar relacionadas com tumores subcutâneos, cistos de Bartholin, lipomas, hiperestimulação ovariana;
4. *Causas Inflamatórias:* geralmente decorrentes de doenças de pele, como dermatite de contato, hidradenite supurativa e doenças de Crohn;
5. *Condições infecciosas:* herpes, celulites e candidíase vulvovaginal recorrente.

Edema vulvar também pode estar relacionado com outras diversas condições médicas, iatrogenias, alergias e até mesmo pode ser considerado como marcador importante para sífilis soropositiva na gravidez.[3] Conhecer a etiologia e as possíveis causas adjacentes podem favorecer o diagnóstico e colaborar para o melhor tratamento.

AVALIAÇÃO

O edema vulvar feminino representa uma questão multifatorial, e, desta forma, é recomendada boa investigação da história clínica para identificar a etiopatogenia do edema, prover informações para elaboração do plano terapêutico da fisioterapia, bem como descartar condições que contraindicam o emprego de determinados recursos fisioterapêuticos.

Na anamnese, devem-se investigar os antecedentes pessoais e história obstétrica, como gestações, paridade, tipos de parto e ocorrência durante o parto, traumas perineais, uso de fórceps, episiotomia, cirurgias prévias (especialmente ginecológicas), e medicações utilizadas.

Os exames complementares devem ser checados visando a identificar possíveis causas do edema, bem como repercussões locais e sistêmicas. Em relação aos exames laboratoriais, devem ser observados os níveis de albumina, proteína sérica e leucócitos,[5] cultura vaginal (fungos e bactérias) e teste de urina (glicosúria e proteinúria).[3]

Exames de imagem como ultrassonografia anorretal ou ressonância magnética pélvica podem ser úteis para diferenciar abscesso, fístula, malformação vascular ou lesões benignas (como lipoma, por exemplo). Finalmente, o achado de granuloma epitelioide, na análise histológica de fragmento de biópsia, apoia fortemente o diagnóstico da doença vulvar de Crohn.[6]

Em gestantes com edema de vulva, o fisioterapeuta deve averiguar, no cartão de pré-natal, idade gestacional, ganho de peso, glicemia, comportamento da pressão arterial e possíveis complicações gestacionais. Quando o edema vulvar estiver presente no puerpério, deve-se checar a via de parto, a data do parto, o tempo de trabalho de parto – principalmente expulsivo – se foi usado fórceps, intercorrências intraparto e a ocorrência de lesão perineal (episiotomia ou laceração, descritas com detalhes no Capítulo 6) (Fig. 9-3).

Investigar hábitos de vida, como estado nutricional,[3] ingestão hídrica, uso de tabaco e prática de atividade física, direciona melhor o diagnóstico. Mulheres ciclistas, por exemplo, podem apresentar edema vulvar decorrente dos traumas (atrito e choques) da região

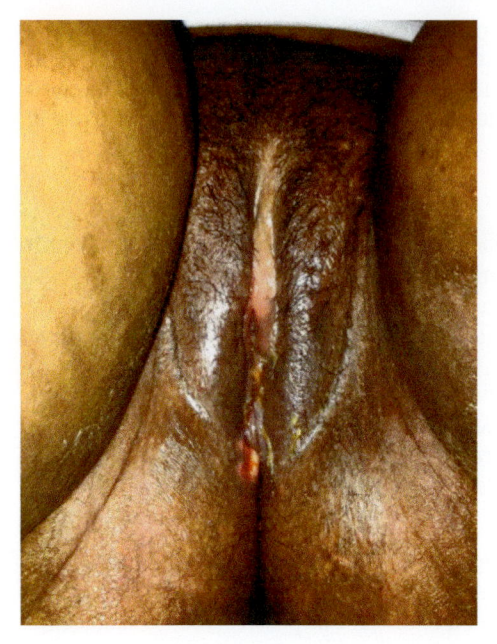

Fig. 9-3. Laceração perineal.

com o selim da bicicleta.[7] Hábitos urinários e intestinais também fazem parte de uma boa investigação, pois a obstrução do óstio da uretra e ânus gerados pelo edema pode conduzir a diminuição do fluxo e até mesmo bloquear a saída de urina e fezes.

O fisioterapeuta deve atentar-se também às queixas mais frequentes, como dor, desconforto, comprometimento funcional, dificuldade ou incapacidade para permanecer em sedestação e/ou deambulação, e alterações miccionais, pois a obstrução do óstio da uretra gerada pelo edema pode conduzir a diminuição do fluxo e até mesmo impedir a micção. O prurido e o odor podem estar presentes em casos de infecções fúngicas ou bacterianas.

É primordial que seja realizado minucioso exame físico. Na inspeção da região vulvar, deve ser observada a integridade e a textura do tecido, a coloração da pele, presença de secreção, lesões perineais, como fissuras, abscessos, fístulas, úlceras e bolhas (Fig. 9-4),[6] assim como evidências de traumas e infecções – herpes genital, candidíase ou infecções sexualmente transmissíveis.[8]

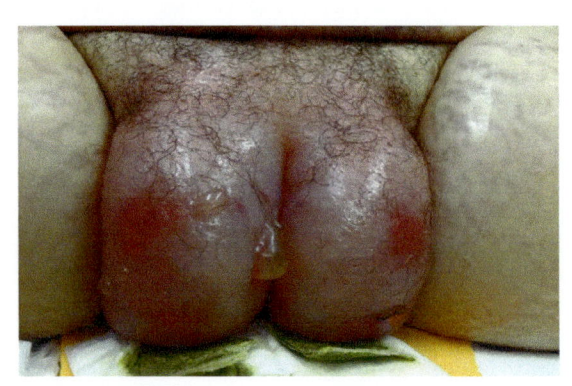

Fig. 9-4. Lesões bolhosas no edema vulvar.

EDEMA GENITAL

Adicionalmente é muito importante investigar a presença de edema generalizado ou, especificamente, na região inguinal ou mesmo nos membros inferiores,[3] se há possível distensão abdominal, associada ou não ao quadro de emese e dispneia.[9]

Além da vulva, o fisioterapeuta deve palpar a região anal, abdominal inferior e membros inferiores, assim como devem ser avaliados sensibilidade, consistência e extensão do edema, presença e intensidade da dor[10] e depressão à compressão.[1] Uma suave palpação do edema pode resultar em depressão na superfície da pele (*pitting*, cacifo ou sinal de Godet) geralmente de origem plasmática, enquanto a palpação não penetrante, sem recuo da pele, pode estar associada a fluido de origem linfática.[2] O fisioterapeuta também deve verificar a presença de aderência entre lábios menores e buscar visualizar óstio da uretra e da vagina, se possível. Os hematomas costumam ser mais endurecidos, acompanhados de uma coloração avermelhada (Fig. 9-5).

O epitélio vulvar é muito fino, flácido, distensível, composto de tecido conjuntivo frouxo e, quando na condição do edema, deve ser facilmente reconhecido (Fig. 9-6). Entretanto, o diagnóstico diferencial é fundamental, por tratar-se de um sintoma que pode estar associado a diversas outras doenças, favorecendo assim o diagnóstico e consequente tratamento.[11]

Nas puérperas deve-se avaliar a presença de sinais flogísticos cicatriciais, cicatriz abdominal nas cesarianas (Fig. 9-7) e perineais em casos de lesão (laceração ou episiotomia). Para tal, pode ser empregada a escala REEDA, instrumento de avaliação da cicatrização perineal. Constitui-se por uma escala com 5 itens relacionados com o processo de cicatrização que formam o acrônimo REEDA, sendo eles: hiperemia, edema e equimose da região perineal, secreção e coaptação das bordas da ferida (*redness, edema, ecchymosis, discharge* e *approximation*). Cada item é avaliado através de uma pontuação de 0 a 3, sendo

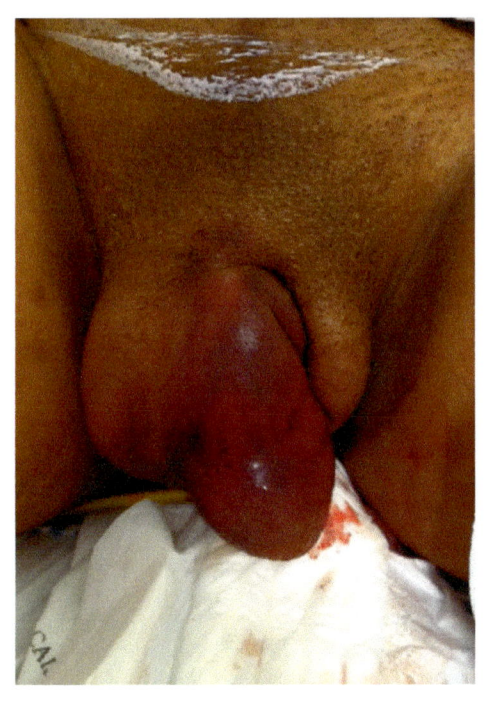

Fig. 9-5. Hematoma vulvar.

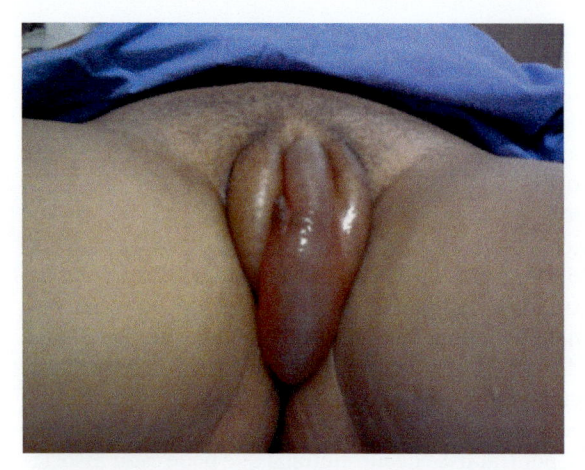

Fig. 9-6. Epitélio fino e distendido no edema vulvar.

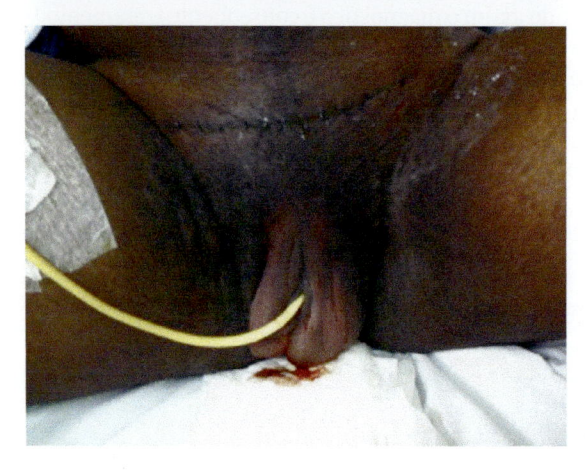

Fig. 9-7. Cicatriz cesariana e edema vulvar.

adicionado 1 ponto de acordo com a gravidade do sinal inflamatório, até a maior pontuação indicando pior cicatrização perineal (corresponde ao total de 15). A escala pode ser utilizada para avaliar o processo inflamatório e a reparação tecidual de todo tipo de lesão perineal no pós-parto.[12] A região inguinal deve ser palpada bilateralmente para avaliar presença de linfonodomegalia e hérnia inguinal.

Após regressão do edema, deve-se proceder ao exame funcional do assoalho pélvico em mulheres com lesões, sejam elas decorrentes do parto vaginal ou traumas de outra origem. Deve-se avaliar coordenação, pressão de contração e resistência dos músculos do assoalho pélvico.

TRATAMENTO DO EDEMA VULVAR

Para o manejo do edema é vital a identificação e o tratamento dos fatores associados.[3] No entanto, pela escassa literatura referente a este cenário, o tratamento ainda é um desafio. Os registros na literatura referentes ao tratamento para o edema de vulva, em sua maioria, são estudos de caso. Não há um consenso sobre a terapêutica empregada para seu tratamento farmacológico e não farmacológico.

Entre as condutas farmacológicas estão aplicação local de corticosteroide (betametasona), bolsa de solução salina hipertônica, albumina humana, heparina de baixo peso molecular e antibiótico.[13,14] Sobre os recursos não farmacológicos são citados restrição alimentar de sal, inserção de cateter de Foley (Fig. 9-8), posição de Trendelenburg, repouso, crioterapia local (Fig. 9-9) e terapia física complexa (TFC) (Fig. 9-10).[13-15] Na maior parte dos estudos o tempo de internação para tratamento do edema varia de 7 a 14 dias, no entanto, quando empregada a terapia física complexa, este tempo pode ser reduzido (Fig. 9-11).[13] As terapias não farmacológicas são de grande importância em puérperas,

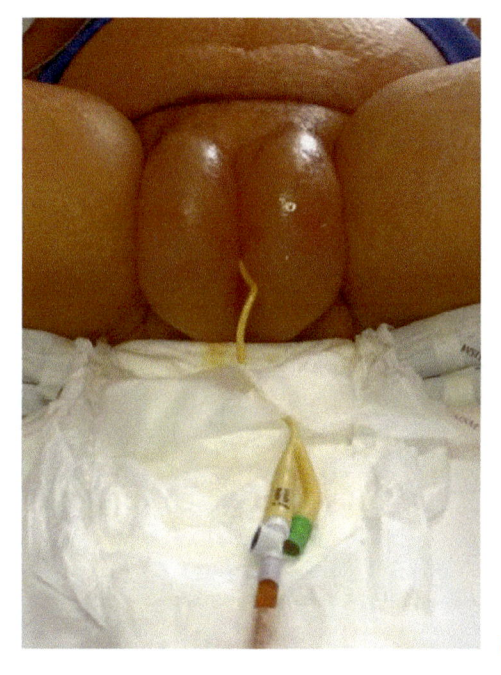

Fig. 9-8. Cateter de Foley.

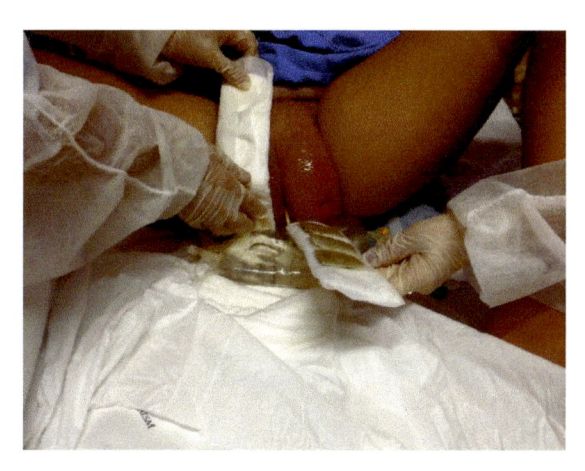

Fig. 9-9. Aplicação de crioterapia.

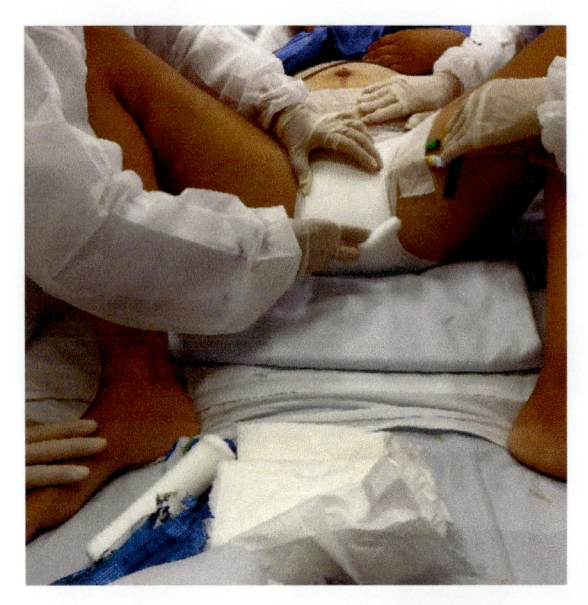

Fig. 9-10. Enfaixamento compressivo – parte da TFC.

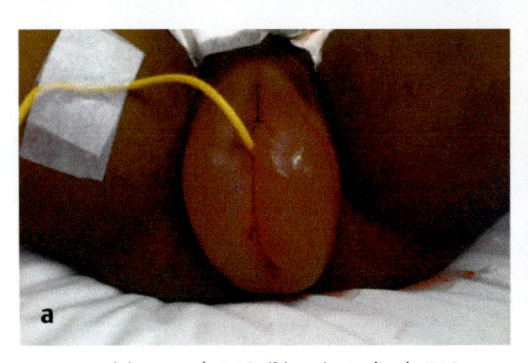

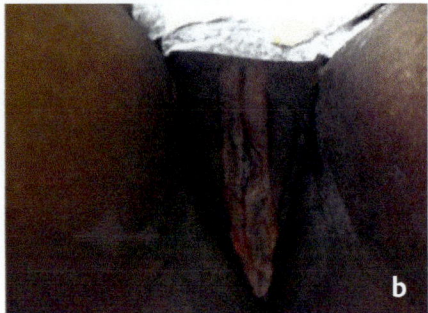

Fig. 9-11. (**a**) Antes da TFC; (**b**) após 4º dia da TFC.

tendo em vista a ausência de efeitos adversos sistêmicos, como sonolência, irritabilidade e possíveis modificações no leite materno.

A melhor abordagem fisioterapêutica ainda não está definida e, dentro desse contexto, a fotobiomodulação (FBM) pode ser uma terapia adjuvante atraente para o manejo do edema vulvar. De fato os mecanismos de ação descritos atuam efetivamente na modulação inflamatória, assim como na linfangiogênese e angiogênese. A FBM é eficaz em todas as fases da inflamação (exsudação, alteração e proliferação), promovendo:[16]

- Redução de edema, vermelhidão, calor, dor, reduzindo a síntese de prostaglandina e inibindo a síntese de bradicinina.
- Aumentando a fagocitose, vasodilatação, fluxo sanguíneo e drenagem linfática; diminuindo a liberação de histamina.
- Induzindo o fator inibidor de migração.

O efeito antiedematoso da FBM pode ser, principalmente, ocasionado por aumento da permeabilidade vascular durante a ocorrência de uma inflamação aguda. Estudos celulares evidenciam que doses abaixo de 1,5 J/cm² aumentam a absorção do fluido extracelular, atividade dos neutrófilos, secreção de fatores de crescimento de mastócitos, síntese de DNA, cadeia respiratória – elevando a secreção endotelial de prostaciclina I2,[17] e, consequentemente, inibe a agregação plaquetária e a vasodilatação, promovendo a redução do edema e melhor oxigenação tecidual.

A angiogênese é um mecanismo complexo, exigindo vários tipos de células, mediadores e vias de sinalização. É iniciada pela migração celular e invasão das células endoteliais, subsequente formação do lúmen e conexão dos novos segmentos vasculares com os preexistentes e, por fim, remodelamento da matriz extracelular. Foi relatado que PBM induz angiogênese em vários modelos experimentais.[17,18]

A FBM mostra-se como uma ferramenta em potencial nesses casos visto os efeitos de redução nos níveis de COX-2(25) e PGE2, além de redução do edema inflamatório por provável ação na liberação de hormônios adrenais. Outro ponto positivo que merece destaque é que, diferentemente dos anti-inflamatórios não hormonais, a FBM não atrasa o processo de reparo tecidual.[19]

Com o objetivo de promoção da linfangiogênese e estímulo da motilidade linfática, a FBM pode ser aplicada diretamente na região dos linfonodos inguinais. Para tal, empregar comprimento de onda de 904 nm (infravermelha), dosimetria de 1,5 J/cm², com distância de 2 cm² entre os pontos a cada 24 horas.[20] Diante do mecanismo de ação da FBM no edema e inflamação, pode ser associado aos demais recursos não farmacológicos – TFC, crioterapia e posição de Trendelenburg – visando à redução do edema vulvar e dor em menor prazo.

Ao utilizar a FBM, o fisioterapeuta deve considerar vários fatores: o comprimento de onda, potência, densidade de potência, densidade de energia e energia emitida pelo dispositivo e o modelo *cluster* ou *single*, assim como a etiologia do edema, as características da mulher e do trauma, incluindo localização, tamanho e profundidade, caso haja lesão a ser tratada. Além disso, forma, frequência, tempo, dose e dose cumulativa de aplicação de radiação devem ser considerados.[21,22] O tratamento com a FBM está intrinsecamente relacionado com a dosimetria e com a correta seleção dos parâmetros mencionados.[23]

Embora não existam estudos demonstrando a eficácia da FMB no edema vulvar, os efeitos da FBM antiedematosos, moduladores do processo inflamatório, de reparação tecidual e linfangiogênese já estão estabelecidos e sugerem que este recurso, associado às demais técnicas, possa contribuir para a redução do edema vulvar, colaborando com a melhora funcional e desfecho clínico (Fig. 9-12).

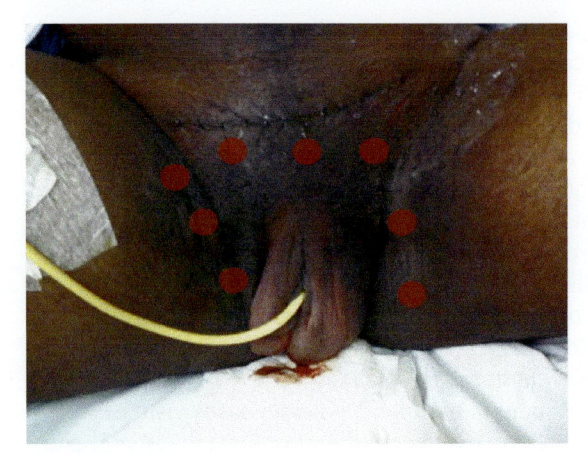

Fig. 9-12. Demonstração de pontos de aplicação da FBM para edema vulvar.

REFERÊNCIAS BIBLIOGRÁFICAS

1. Pinto e Silva MP, Marques AA, Amaral MTP. Tratado de fisioterapia em saúde da mulher. 2. ed. Roca. Grupo Gen, 2019.
2. Amankwah Y, Haefner H. Vulvar edema. Dermatol Clin. 2010;28:756-77.
3. Mulisya O, Mastaki M, Gertrude T, Tasi K, Mathe JK. Spontaneous massive vulvar edema in pregnancy: a case report. Case Rep Obstet Gynecol. 2018;2018:7651254.
4. Fadare O, Brannan SM, Arin-Silasi D, Parkash V. Localized lymphedema of the vulva: a clinicopathologic study of 2 cases and a review of the literature. Int J Gynecol Pathol. 2011;30(3):306-13.
5. Kovac V, Reljič M, Bizjak T. Causes of massive vulvar edema in patients with severe ovarian hyperstimulation syndrome: a case report and literature review. Am J Case Rep. 2019;20:238-41.
6. Granese R, Calagna G, Morabito G, Carriero C, Perino A, Tonni G, et al. Vulvar involvement in pediatric Crohn's disease: a systematic review. Arch Gynecol Obstet. 2018;297(1):3-11.
7. Baeyens L, Vermeersch E, Bourgeois P. Bicyclist's vulva: observational study. BMJ. 2002;325(7356):138-9.
8. Reed B, Robinson R. Postoperative Urinary Retention With Gross Vulvar Edema After Use of 4% Icodextrin. Mil Med. 2015;180(7):e858-e860.
9. Hijazi A, Al-Jaroudi D. Myrrh for treatment of severe vulvar edema in ovarian hyperstimulation syndrome. Case Rep Womens Health. 2017 Jun 15;15:8-10.
10. Jia G, Chai W, He Z, Liu X, Wen Y, Cui L, et al. Low-dose methotrexate-induced vulvar edema: a case report. Medicine (Baltimore). 2019;98(35):e16895.
11. Mun J, Kim S, Jung D, Co H, Kim M, Kwon K. Unilateral, non-tender, vulvar swelling as the presenting sign of Crohn's disease: a case report and our suggestion for early diagnosis. J Dermatol. 2011;38:303-7.
12. Alvarenga MB, de Oliveira SM, Francisco AA, da Silva FM, Sousa M, Nobre MR. Effect of low-level laser therapy on pain and perineal healing after episiotomy: A triple-blind randomized controlled trial. Lasers Surg Med. 2017;49(2):181-8.
13. Pinto e Silva MP, Bassani MA, Miquelutti MA, Marques A de A, do Amaral MT, de Oliveira MM, et al. Manual lymphatic drainage and multilayer compression therapy for vulvar edema: a case series. Physiother Theory Pract. 2015;31(7):527-31.
14. Kemfang Ngowa JD, Kasia JM, Damtheou S, Ashuntantang G, Toukam M, Mawamba YN, et al. Massive vulvar edema in a woman with severe preeclampsia. A case report and review of literature. Clinics in Mother and Child Health. 2010;7(1):1225-8.

15. Dutra LRDV, Araújo AMPH, Micussi MTABC. Terapias não farmacológicas para analgesia no pós-parto: uma revisão sistemática. Br JP. 2019;2(1):72-80.
16. Ezzati K, Fekrazad R, Raoufi Z. The effects of photobiomodulation therapy on post-surgical pain. J Lasers Med Sci. 2019;10(2):79-85.
17. de Freitas LF, Hamblin MR. Proposed mechanisms of photobiomodulation or low-level light therapy. IEEE J Sel Top Quantum Electron. 2016;22(3):7000417.
18. Cury V, Moretti AIS, Assis L, Bossini P, De Souza Crusca J, Neto CB, et al. Low level laser therapy increases angiogenesis in a model of ischemic skin flap in rats mediated by VEGF, HIF-1α and MMP-2. J Photochem Photobiol B. 2013;125:164-70.
19. Bertolini GRF, da Silva TS, Ciena AP, Trindade DL. Efeitos do Laser de Baixa Potência Sobre a Dor e Edema no Trauma Tendíneo de Ratos. Rev Bras Med Esporte. 2008;14(4):362-6.
20. Lima MTBRM, Lima JGM, Andrade MFC, Bergmann A. Low-level laser therapy in secondary lymphedema after breast cancer: systematic review. Lasers Med Sci. 2014;29(3):1289-95.
21. Chow RT, Johnson MI, Lopes-Martins RA, Bjordal JM. Efficacy of low-level laser therapy in the management of neck pain: a systematic review and meta-analysis of randomised placebo or active-treatment controlled trials. Lancet. 2009;374(9705):1897-908.
22. Enwemeka CS. Intricacies of dose in laser phototherapy for tissue repair and painrelief. Photomed Laser Surg. 2009;27(3):387-93.
23. Santos JO, de Oliveira SMJV, da Silva FMB, Nobre MRC, Osava RH, Riesco MLG .Low-level laser therapy for pain relief after episiotomy: a double-blind randomised clinical trial. J Clin Nurs. 2012;21(23-24):3513-22.

LINFEDEMA GENITAL E DE MEMBROS INFERIORES

CAPÍTULO 10

Laura Rezende
Juliana Lenzi

Compreender o câncer e suas complicações é uma necessidade para o fisioterapeuta. Muitas são as complicações decorrentes do tratamento cirúrgico e complementar do paciente com câncer, como o desenvolvimento do linfedema de membros inferiores.

Com o aumento da expectativa de vida, o avanço da medicina oncológica e as mudanças de hábitos de vida, a incidência de doenças oncológicas vem aumentando todos os anos, já sendo responsável por 16% das doenças crônicas não transmissíveis no mundo. Globalmente, o câncer de mama é o câncer mais comum entre as mulheres, excetuando-se o câncer de pele não melanoma, seguido do câncer do corpo do útero, cólon e reto, colo do útero e do ovário. No homem, o câncer mais comum é o de próstata, seguido pelo câncer de cólon e reto.[1]

O tratamento oncológico pode ser responsável pelo desenvolvimento do linfedema e, como resultado, muitos pacientes que sobreviveram à doença vivem com o membro edemaciado e desfigurado, o que leva a um desconforto e à interrupção da realização das atividades diárias.[2] Linfedema é definido com uma doença crônica e dinâmica, pelo acúmulo de proteínas no interstício.[3] Os estudos científicos na área de fotobiomodulação com *laser* e LED estão focados no tratamento do linfedema secundário ao câncer de mama, sendo que os linfedemas de membro inferior secundário aos cânceres na região pélvica são muito pouco explorados na literatura.

A sobrevida livre de doença depende muito do estadiamento do câncer no momento do seu diagnóstico associado à resposta ao tratamento escolhido. Estadiar o câncer é descrever a sua localização e sua extensão, com o objetivo de planejar o melhor tratamento para cada indivíduo e conhecer seu prognóstico. Este estadiamento, do câncer pélvico, é especifico para cada órgão. Um carcinoma invasor é considerado local quando está inteiramente confinado ao órgão de origem, regional quando invade órgãos e tecidos adjacentes, avança para a cadeia de linfonodos regionais ou ambos, e distante quando o câncer se espalhou para áreas remotas do órgão de origem, por contiguidade ou pela circulação linfática.[1]

Considerando a expectativa de sobrevida livre de doença entre 2008 e 2014, nos Estados Unidos da América, uma mulher com diagnóstico inicial de câncer de colo de útero, por exemplo, tem 92% de chance de estar viva em cinco anos, diminuindo para 56% com o avanço regional da doença e para 17% com a presença de metástase à distância no momento do diagnóstico.[1]

No Brasil, entre os 10 cânceres mais frequentes, segundo estimativa do Instituto Nacional do Câncer em 2020, nós teremos, para mulheres, 20.470 casos novos de câncer de cólon e reto, 16.710 de câncer de colo de útero, 6.650 de câncer de ovário e 6.540 de câncer de corpo de útero. Em relação aos homens, teremos 65.840 casos novos de câncer de próstata, 20.540 de câncer de cólon e reto e 7.540 de câncer de bexiga.[4] Diante do grande número de casos novos por ano e do aumento do tempo de sobrevida livre de doença, os fisioterapeutas pélvicos precisam se apropriar dos conceitos da oncologia pélvica e das suas complicações, como o linfedema de membros inferiores secundário ao câncer na região pélvica.

Entre 20 e 60% das mulheres no pós-operatório de câncer ginecológico apresentam algum grau de linfedema.[5]

Em função do processo de disseminação tumoral, dependendo do estadiamento da doença, há necessidade de realização da abordagem de linfonodos inguinais e/ou para-aórticos, por meio de linfonodectomia total ou seletiva, pela técnica da biópsia do linfonodo sentinela.

Importante ressaltar que existe o linfedema primário de membros inferiores e linfedema secundário a trauma, inflamação e infecções parasitárias.[6] Como o foco desse livro é em uroginecologia e proctologia, esse capítulo abordará os aspectos no linfedema secundário às neoplasias malignas da região pélvica, com ênfase aos linfedemas secundários ao câncer ginecológico, pela sua maior ocorrência. Aproximadamente 35% das mulheres no pós-operatório de câncer de colo de útero, 43% das mulheres no pós-operatório de vulvectomia,[5] 70% das mulheres no pós-operatório de câncer de endométrio[7] desenvolverão algum grau de linfedema.

A Sociedade Internacional de Linfologia classifica o linfedema de membros em fases. É preciso observar que mais de um estágio no mesmo membro pode aparecer, reflexo das diferentes alterações do sistema linfático.[3]

- *Estágio 0:* condição subclínica, quando o edema ainda não é evidente, mas o paciente apresenta sintomas subjetivos como sensação de peso no membro, diminuição da flexibilidade articular, sensação de aperto de anel, pulseira ou roupa. Ele pode ser transitório ou ocorrer meses ou anos antes do linfedema de estágios mais avançados.
- *Estágio I (Fig. 10-1):* representa o acúmulo precoce de fluido com alta concentração proteica, que pode desaparecer com a elevação do membro. Pode ou não ser encontrada depressão tecidual.
- *Estágio 2 (Fig. 10-2):* a elevação do membro raramente reduz o edema tecidual e a depressão pode ser percebida. Em alguns pacientes, o excesso de gordura tecidual e o desenvolvimento da fibrose podem atrapalhar a visualização dessa depressão tecidual.
- *Estágio 3 (Fig. 10-3):* elefantíase. A depressão tecidual pode ter desaparecido e as alterações tróficas da pele estão presentes, como aumento da espessura da camada superficial da pele e alterações características da pele, além de depósito de gordura e fibrose.

O melhor método para mensurar o linfedema de membro inferior não está bem estabelecido na literatura, mas o uso da perimetria é frequentemente utilizado na prática clínica. A diferença de 2 cm em algum ponto entre os membros diagnostica linfedema.[8]

O volume do membro inferior pode ser calculado pela circunferência, com base na fórmula do cone truncado, Figura 10-4.[5]

Fig. 10-1. Linfedema grau 1.

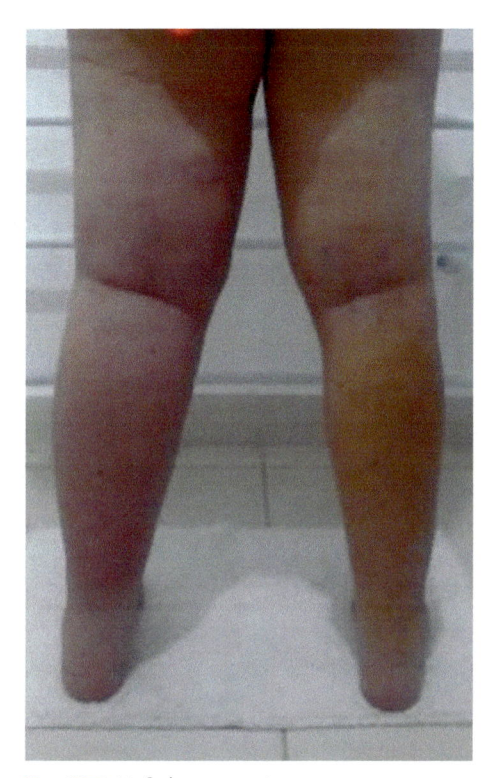

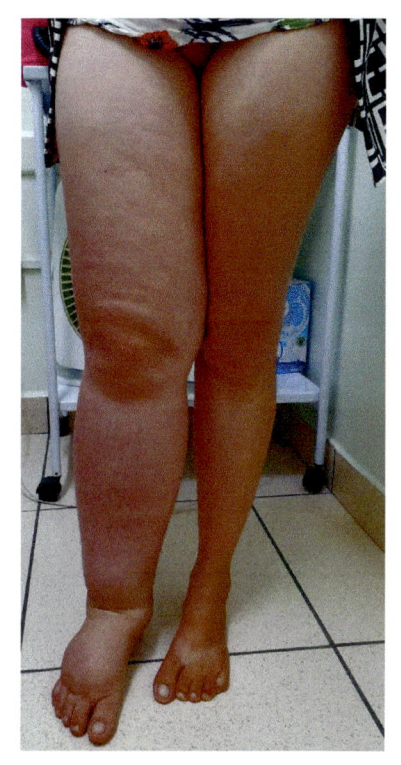

Fig. 10-2. Linfedema grau 2.

A partir do cálculo do volume, o linfedema pode ser classificado em:[5]

- *Leve:* entre 10-19% de aumento de volume do membro.
- *Moderado:* entre 20-40% de aumento do volume do membro.
- *Severo:* maior que 40% de aumento do volume do membro.

Avaliar a Porcentagem de Excesso de Volume (PEV) é uma definição melhor da severidade do linfedema do que a absoluta diferença de volume. A severidade do linfedema unilateral pode ser definida pela PEV, aonde o excesso de volume é a diferença de volume entre o membro inferior com linfedema (VL) e o membro inferior sem linfedema (VH) dividido pelo volume do VH, sendo:[9]

$$PEV = \frac{(baseline\ VL - VH)}{VH \times 100\%}$$

Outra forma de avaliar os sintomas de linfedema é por meio de questionários, como o *Lymphoedema Functioning, Disability and Health Questionnaire for Lower Limb Lymphoedema* (Lymph-ICF-LL), versão em português, apresentado a seguir.[10] O LYMPH-ICF-LL é um questionário com 28 perguntas específico para pacientes com linfedema de membros inferiores (Quadro 10-1). Foi desenvolvido para avaliar a funcionalidade, como a presença de limitação física e restrição na participação de atividades sociais.[10]

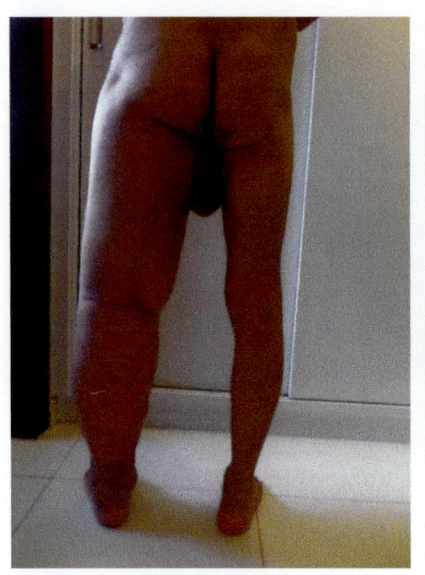

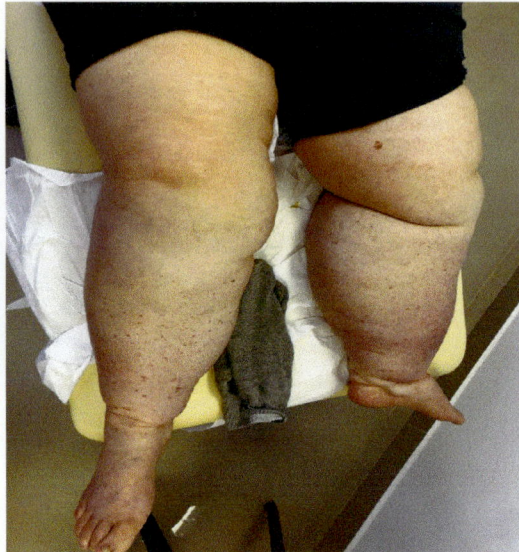

Fig. 10-3. Linfedema grau 3.

$$V1 = \frac{h\,(C1^2 + C1 \times C2 + C2^2)}{12\pi}$$

V = Volume
h = Distância entre as circunferências
C1 = Circunferência 1
C2 = Circunferência 2

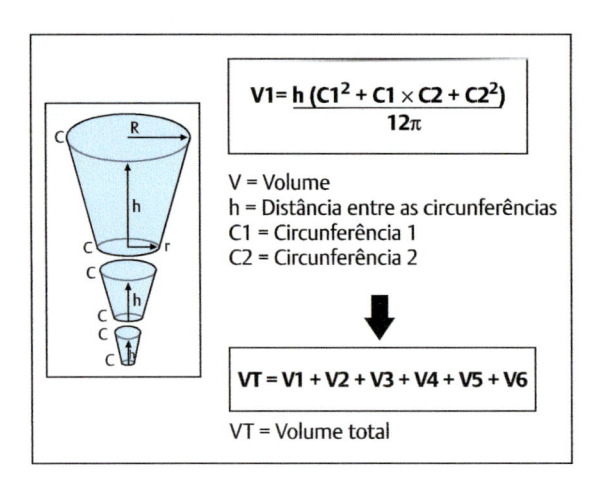

$$VT = V1 + V2 + V3 + V4 + V5 + V6$$

VT = Volume total

Fig. 10-4. Fórmula do cone truncado.

Outro questionário utilizado para avaliar os sintomas de linfedema de membro inferior é o Gynecologic Cancer Lymphedema Questionnaire (GCLQ),[2,11] ainda sem validação em português. As 20 questões buscam conhecer as experiências de limitação de movimento, função e sono nas últimas quatro semanas (Quadro 10-2).

O linfedema genital muitas vezes acompanha o linfedema de membro inferior (Figs. 10-5 e 10-6). O fluxo linfático presente na região linfática é de difícil compreensão, especialmente em pacientes com linfedema de membro inferior. Em condições normais, o fluxo linfático da região genital direciona-se para os linfonodos inguinais superomediais, mas em pacientes com linfedema de membro inferior, ocorre de maneira oposta: o fluxo linfático direciona-se do membro inferior para a região genital, congestionando a região pélvica.[12]

Quadro 10-1. Questionário LYMPH-ICF-LL

	1 Nenhuma	2	3	4	5	6	7	8	9	10 Muito
Função Física										
Você tem na(s) sua(s) perna(s) e/ou pé(s):										
1. Dor?										
2. A pele esticada?										
3. Formigamento?										
4. Infecções (neste momento ou ocasionalmente)?										
Você sente sua(s) perna(s) e/ou pé(s):										
5. Dura (com os movimentos reduzidos)?										
6. Pesada?										
Função Mental										
Devido ao seu linfedema, você tem:										
7. Falta de segurança?										
Devido ao seu linfedema, você se sente:										
8. Triste?										
9. Pouco atraente?										
10. Estressado(a) (tenso[a])?										
11. Inseguro(a) sobre o futuro (p. ex.: Sua situação no trabalho)?										
12. Decepcionado(a) com o cuidado médico (p. ex.: falta de acesso à informação)?										
Atividades gerais/domiciliares										
Devido ao seu linfedema, você:										
13. Se tornou mais dependente dos outros?										
Devido ao seu linfedema, você tem mais dificuldades em:										
14. Organizar diferentes assuntos (p. ex.: tarefas, compromissos)?										
15. Completar as tarefas domésticas?										

Quadro 10-1. *(Cont.)* Questionário LYMPH-ICF-LL

	1 Nenhuma	2	3	4	5	6	7	8	9	10 Muito
Mobilidade										
Devido ao seu linfedema, você pode:										
16. Permanecer sentado(a) por período prolongado?										
17. Permanecer em pé por um período prolongado?										
18. Ajoelhar-se?										
19. Caminhar (2 quilômetros)?										
20. Andar de bicicleta?										
21. Dirigir um carro?										
22. Subir escadas (ou subir e descer do ônibus)?										
Domínios da vida/ vida social										
Devido ao seu linfedema, você pode:										
23. Completar seu trabalho (trabalho remunerado)? Meu trabalho: _____										
24. Praticar esportes? Meu(s) esporte(s): _____										
25. Realizar atividades de lazer? Minhas atividades de lazer: _____										
26. Participar de atividades sociais com amigos (p. ex.: ir a uma festa, sair para jantar)? Minhas atividades sociais: _____										
27. Usar roupas e/ou sapatos que você gosta de usar?										
28. Passear nos feriados?										

Quadro 10-2. Gynecologic Cancer Lymphedema Questionnaire (GCLQ)

	Sim	Não
1 – Você tem limitação de movimento no seu quadril?		
2 – Você tem limitação de movimento no seu joelho?		
3 – Você tem limitação de movimento no seu tornozelo?		
4 - Você tem limitação de movimento no seu pé?		
5 – Você tem limitação de movimento nos seus dedos do pé?		
6 – Você sente sua perna ou pés fracos?		
7 – Você sente desconforto na sua perna?		
8 – Você percebe sua perna inchada?		
9 – Quando você aperta a sua perna com o dedo, você percebe que a pele afunda e demora um pouco para voltar ao normal?		
10 – Você já percebeu vermelhidão na sua perna?		
11 – Você já percebeu bolhas na sua perna?		
12 - Você já percebeu a sua coxa mais endurecida?		
13 – Você já percebeu aumento de temperatura na sua perna?		
14 – Você já percebeu sua perna pesada?		
15 – Você já percebeu sua perna adormecida?		
16 – Você já percebeu sua perna enrijecida?		
17 – Você sente dor na sua perna?		
18 – Você já percebeu o seu quadril inchado?		
19 – Você já percebeu a região da virilha inchada (região genital – lábios e vulva)?		
20 – Você já percebeu bolsa de líquido na sua perna?		

Tradução Livre de Carter et al., 2010.[11]

Pacientes com linfedema genital podem referir sensação de peso e/ou pressão na região pélvica, acompanhado de edema, problemas urinários, linforreia, com significativo prejuízo para a qualidade de vida.[13] O linfedema genital pode ser classificado em quatro estágios:

- *Estágio I:* obstrução do fluxo linfático na região pélvica, com hipertensão linfática, dilatação dos vasos linfáticos, insuficiência valvular e refluxo dérmico. Há dilatação dos vasos linfáticos como vasos linfáticos coletores, pré-coletores e capilares iniciais.
- *Estágio II:* a obstrução do fluxo linfático é acompanhada de extravasamento linfático na região proximal do abdômen inferior.
- *Estágio III:* o extravasamento linfático se estende distalmente para a região genital.
- *Estágio IV:* o processo inflamatório resulta na progressão da linfoesclerose e alterações da pele. Nesse estágio a paciente refere problemas urinários mais importantes, e a presença de linfocisto e/ou linforreia é comum.

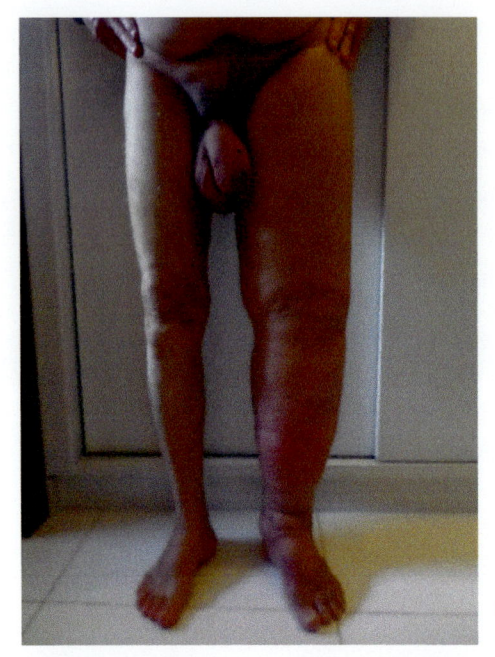

Fig. 10-5. Linfedema genital acompanhando linfedema de membro inferior pós-prostatectomia.

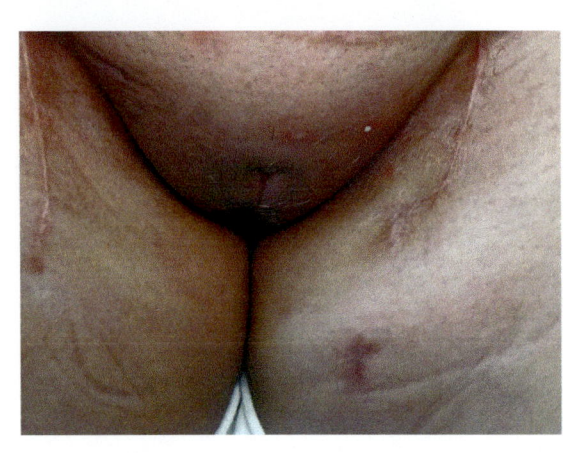

Fig. 10-6. Linfedema genital pós-câncer de vulva.

O desenvolvimento do linfedema está claramente relacionado com a interrupção dos canais linfáticos durante a cirurgia. A cada linfonodo ressecado há um aumento de 6% no risco de desenvolvimento de linfedema, enquanto a realização de quimioterapia aumenta de 1,7 a 2,7 o risco, e a realização de braquiterapia aumenta 1,4. O aumento do índice de massa corpórea e a obesidade estão fortemente relacionados com o desenvolvimento do linfedema.[7] A realização da técnica da biópsia do linfonodo sentinela diminui a chance em 10% e a realização da radioterapia aumenta a chance de 34%.[8]

A linfonodectomia interrompe diretamente o retorno do fluxo linfático normal dos membros inferiores e a radioterapia provoca uma esclerose e fibrose dos vasos linfáticos, aumentando a resistência para o retorno do fluxo linfático.[8] Dessa forma, recursos que possam favorecer o processo de linfangiogênese, ou seja, uma neoformação linfática, poderiam ser benéficos no manejo do linfedema secundário a neoplasia maligna.

A fotobiomodulação (FBM) tem ação celular, favorecendo o aumento da linfangiogênese, facilitando assim a remoção do excesso do fluido rico em proteína, estimulando a função dos macrófagos e do sistema imunológico, com consequente diminuição do volume do membro e aumento da qualidade de vida do paciente no pós-operatório de uma doença oncológica.[14,15]

Muitas são as razões para a indicação da FBM como tratamento complementar do linfedema secundário ao câncer. A FBM no espectro de luz infravermelho, aplicado na região aonde houve a retirada dos linfonodos, estimula a linfangiogênese local pelos seguintes mecanismos:[16,17]

- Restauração da drenagem linfática pela redução da fibrose e do tecido cicatricial na região da incisão cirúrgica.
- Promoção da reabsorção do fluxo linfático.
- Aumento do diâmetro, contratilidade e regeneração linfática.
- Estimulação da atividade fagocitária dos neutrófilos e monócitos.
- Estimulação da atividade macrocitária.
- Favorecimento ordenado da cicatrização tecidual.
- Redução do risco de infecção.
- Modulação do processo inflamatório e efeito antiedematosos pela redução da síntese de prostaglandina.

Como já descrito no Capítulo 1, a FBM estimula a atividade mitótica, adesão e síntese proteica, e viabilidade dos fibroblastos. Os macrófagos são estimulados pela FBM a produzir fatores de aumento ou diminuição da proliferação de fibroblastos, dependendo do comprimento de onda de luz utilizado[51]. A FBM também estimula os linfócitos a proliferar e ativar. Em nível microcirculatório, há efeitos estimulatórios e protetores da FBM nas células endoteliais e no endotélio vascular. Há o envolvimento, também, na produção de fatores angiogênicos dos linfócitos T (associados à proliferação de células endoteliais ou aumento dos fatores endoteliais de crescimento – VEGF), que são produzidos pelas células musculares lisas ou fibroblastos,[16] especialmente do VEGF-C e do VEGFR3.[18]

Embora muitos mediadores linfangiogênicos tenham sido identificados, o VEGF-C é considerado a chave do processo de linfangiogênese, ativando o VEGFR3. Em modelos animais, a administração de VEGF-C aumentou o número e normalizou o tamanho de vasos linfáticos, favorecendo a resolução do linfedema.[18]

A Figura 10-7 apresenta, de forma consistente, a redução do edema, da espessura da pele e da densidade do infiltrado celular nas regiões perivasculares, representando a diminuição das alterações inflamatórias teciduais. Na Figura 10-8 é possível observar macroscopicamente a diminuição do diâmetro dos vasos linfático após 12 diais de aplicação da FBM.

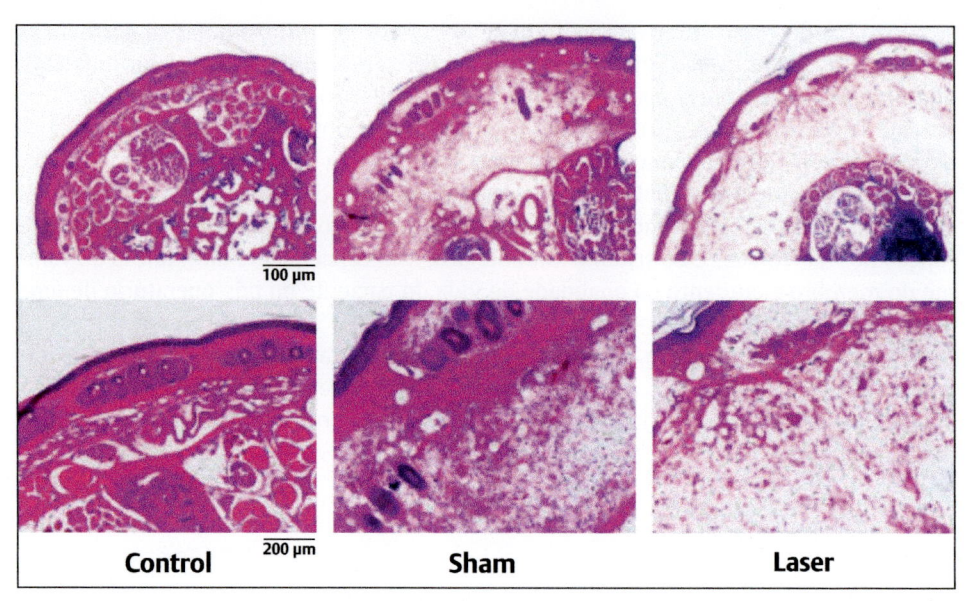

Fig. 10-7. Alterações histológicas teciduais após a aplicação da FBM, modelo animal. (Jang *et al.*, 2016.)[18]

PARÂMETROS

O comprimento de onda infravermelho deve ser aplicado na região inguinal, aonde houve a retirada dos linfonodos (Fig. 10-9). No Brasil, encontra-se comercialmente com mais frequência comprimentos de onda infravermelhos que são de 808 nm/ 830 nm/ 904 nm. A energia utilizada deve ser entre 2 e 4 J, mas atenção à cor da pele e a características individuais da paciente devem ser consideradas. Geralmente as aplicações devem ser realizadas de duas a três vezes por semana. O intervalo mínimo de 24-48 horas deve ser respeitado. A distância entre os pontos deve ser entre 1 e 2 cm², com o equipamento posicionado verticalmente ao ponto a ser estimulado e suavemente pressionado ao tecido. O tempo de exposição varia de acordo com a potência do equipamento. Em um equipamento de 100 mW de potência, 1 J representa 10 segundos.

Outra possibilidade do uso da fotobiomodulação é com o LED azul. A luz azul influencia no estado redox intracelular modulando o processo de reparação tecidual. Alguns estudos *in vitro* demonstraram que a luz azul pode auxiliar na modulação de fibroblastos, sendo, possivelmente, um tratamento fibrinolítico, inclusive o estímulo à produção de colágeno sugere o potencial da luz azul como uma modalidade de tratamento para a prevenção e tratamento da fibrose tecidual.

A luz azul também é conhecida pela atividade antimicrobiana.[19] A inativação microbiana mediada pela luz azul representa uma promissora terapêutica para tratar infecções superficiais. O mecanismo de ação descrito para propriedades antimicrobianas da luz azul se caracterizam por sua absorção por fotoaceptores, como as porfirinas e as flavinas, com bom potencial para a produção fotoquímica de espécies reativas de oxigênio (EROs). A exposição celular a EROs provoca um dano às estruturas vitais e, em quantidade adequada de exposição, causa inativação microbiana ou induz a morte celular.[20] Seu uso sobre o membro edemaciado, por 15 a 20 minutos, no modo pulsado ou contínuo, poderia ser benéfico para a diminuição dos episódios de erisipela (Fig. 10-10).

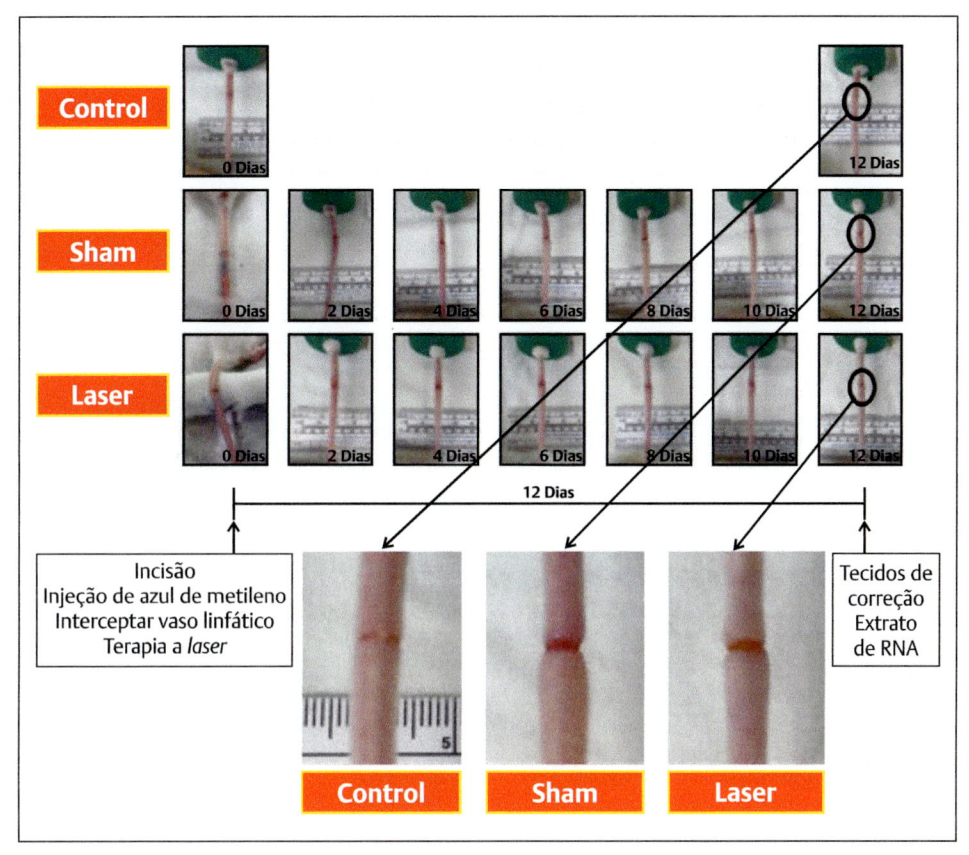

Fig. 10-8. Alteração no diâmetro do vaso linfático após a aplicação da FBM, modelo animal. (Jang *et al.*, 2016.)[18]

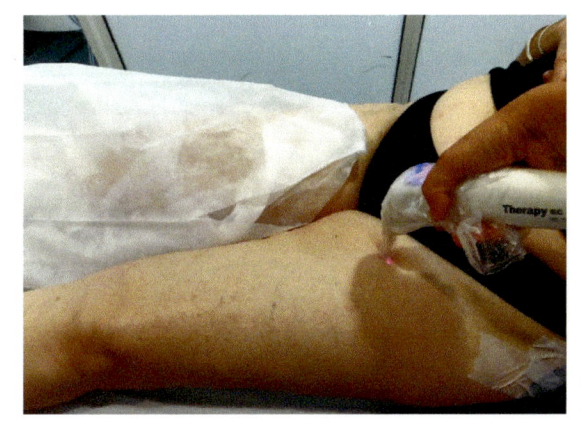

Fig. 10-9. Exemplo de aplicação da FBM em paciente com linfedema.

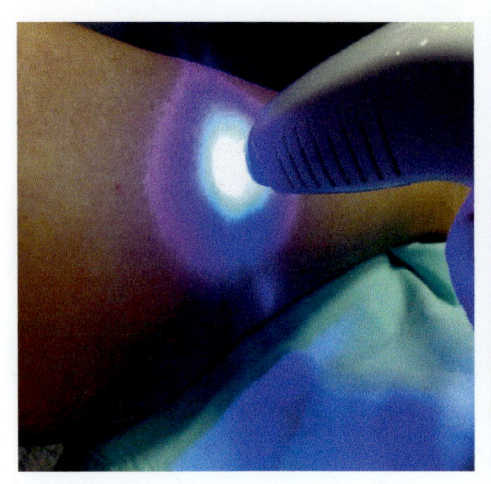

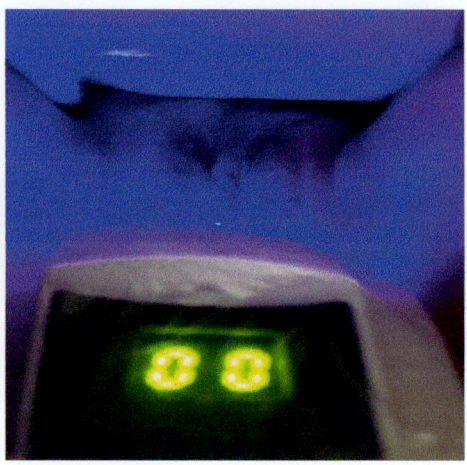

Fig. 10-10. Exemplos de aplicação da luz azul em paciente com linfedema.

REFERÊNCIAS BIBLIOGRÁFICAS

1. Smith RA, Andrews KS, Brooks D, Fedewa SA, Manassaram-Baptiste D, Saslow D, et al. Cancer screening in the United States, 2019: A review of current American Cancer Society guidelines and current issues in cancer screening. CA Cancer J Clin. 2019;69(3):184-210.
2. Carter J, Huang HQ, Armer J, Carlson JW, Lockwood S, Nolte S, et al. GOG 244 - The LymphEdema and Gynecologic cancer (LEG) study: The association between the gynecologic cancer lymphedema questionnaire (GCLQ) and lymphedema of the lower extremity (LLE). Gynecol Oncol. 2019;155(3):452-60.
3. Executive Committee of the International Society of Lymphology. The diagnosis and treatment of peripheral lymphedema: 2020 Consensus Document of the International Society of Lymphology. Lymphology. 2020;53(1):3-19.
4. Instituto Nacional de Câncer José Alencar Gomes da Silva. Estimativa 2020: Incidência de Câncer no Brasil. Rio de Janeiro: INCA, 2019. 120 p.
5. Carlson JW, Kauderer J, Hutson A, Carter J, Armer J, Lockwood S, et al. GOG 244-The lymphedema and gynecologic cancer (LEG) study: Incidence and risk factors in newly diagnosed patients. Gynecol Oncol. 2020;156(2):467-74.
6. Akgul A, Tarakci E, Arman N, Civi T, Irmak S. A Randomized Controlled Trial Comparing Platelet-Rich Plasma, Low-Level Laser Therapy, and Complex Decongestive Physiotherapy in Patients with Lower Limb Lymphedema. Lymphat Res Biol. 2020 Feb 19.
7. Pigott A, Obermair A, Janda M, Vagenas D, Ward LC, Reul-Hirche H, et al. Incidence and risk factors for lower limb lymphedema associated with endometrial cancer: Results from a prospective, longitudinal cohort study. Gynecol Oncol. 2020;158(2):375-81.
8. Dessources K, Aviki E, Leitao Jr MM. Lower extremity lymphedema in patients with gynecologic malignancies. Int J Gynecol Cancer. 2020;30(2):252-60.
9. Liao SF, Li SH, Huang HY. The efficacy of complex decongestive physiotherapy (CDP) and predictive factors of response to CDP in lower limb lymphedema (LLL) after pelvic cancer treatment. Gynecol Oncol. 2012;125(3):712-5.
10. Ferreira KR, Carvalho RB, de Andrade MF, Thuler LC, Bergmann A. Translation and Cross-Cultural Adaptation of the Lymphoedema Functioning, Disability and Health Questionnaire for Lower Limb Lymphoedema into Portuguese Language. Rev Bras Ginecol Obstet. 2016;38(2):88-96.

11. Carter J, Raviv L, Appollo K, Baser RE, Iasonos A, Barakat RR. A pilot study using the Gynecologic Cancer Lymphedema Questionnaire (GCLQ) as a clinical care tool to identify lower extremity lymphedema in gynecologic cancer survivors. Gynecol Oncol. 2010;117(2):317-23.
12. Hara H, Mihara M. Indocyanine Green Lymphographic and Lymphoscintigraphic Findings in Genital Lymphedema-Genital Pathway Score. Lymphat Res Biol. 2017;15(4):356-59.
13. Yamamoto T, Yamamoto N, Furuya M, Hayashi A, Koshima I. Genital Lymphedema Score: Genital Lymphedema Severity Scoring System Based on Subjective Symptoms. Ann Plast Surg. 2016;77(1):119-21.
14. Baxter GD, Liu L, Petrich S, Gisselman AS, Chapple C, Anders JJ, et al. Low level laser therapy (Photobiomodulation therapy) for breast cancer-related lymphedema: a systematic review. BMC Cancer. 2017;17(1):833.
15. Kilmartin L, Denham T, Fu MR, Yu G, Kuo TT, Axelrod D, et al. Complementary low-level laser therapy for breast cancer-related lymphedema: a pilot, double-blind, randomized, placebo-controlled study. Lasers Med Sci. 2020;35(1):95-105.
16. Ahmed Omar MT, Abd-El-Gayed Ebid A, El Morsy AM. Treatment of post-mastectomy lymphedema with laser therapy: double blind placebo control randomized study. J Surg Res. 2011;165(1):82-90.
17. Dirican A, Andacoglu O, Johnson R, McGuire K, Mager L, Soran A. The short-term effects of low-level laser therapy in the management of breast-cancer-related lymphedema. Support Care Cancer. 2011;19(5):685-90.
18. Jang D, Song D, Chang E, Jeon JY. Anti-inflamatory and lymphangiogenetic effects of low-level laser therapy on lymphedema in a experimental mouse tail model. Laser Med Sci. 2016,31:289-96.
19. Kunz D, Wirth J, Sculean A, Eick S. In- vitro-activity of additive application of hydrogen peroxide in antimicrobial photodynamic therapy using LED in the blue spectrum against bacteria and biofilm associated with periodontal disease. Photodiagnosis Photodyn Ther. 2019;26:306-12.
20. Dos Anjos C, Sabino CP, Bueris V, Fernandes MR, Pogliani FC, Lincopan N, et al. Antimicrobial blue light inactivation of international clones of multidrug-resistant Escherichia coli ST10, ST131 and ST648. Photodiagnosis Photodyn Ther. 2019;27:51-3.

DOR PERINEAL EM UROGINECOLOGIA

Laura Rezende
Juliana Lenzi

A dor foi conceituada pela Associação Internacional para Estudos da Dor (IASP) como "uma experiência sensitiva e emocional desagradável associada a um dano real ou potencial dos tecidos, ou descrita em termos de tais lesões". Dor é uma experiência subjetiva e pessoal, envolve aspectos sensitivos e culturais que podem ser alterados pelas variáveis sociais e psíquicas do indivíduo e do meio. Dor urogenital é uma dor comum e um problema debilitante, com significativo impacto na qualidade de vida das mulheres.[1]

Dor urogenital não é sinônimo de dor pélvica crônica, mas pode ser um componente. Dor pélvica crônica é uma dor crônica ou recorrente na região pélvica sem doença óbvia, aparentemente com origem ginecológica, mas sem lesão objetiva encontrada, por mais de três meses consecutivos. Seis condições pélvicas dolorosas femininas são conhecidas: síndrome da bexiga dolorosa, síndrome da uretra dolorosa, síndrome da vulva dolorosa, síndrome da vagina dolorosa, síndrome do períneo doloroso e síndrome da dor pélvica.[2]

Dores na região pélvica são definidas como episódios recorrentes ou persistentes, com sintomas sugestivos de trato urinário inferior, sexuais, intestinais ou ginecológicos, sem a presença de infecção ou outra patologia óbvia. Evidências clínicas e epidemiológicas mostram que a dor pélvica crônica e a dor urogenital podem coexistir na mesma mulher.[2]

Queixas de desconforto, dor, dolorido, queimação, sensação de pinicar, agulhar ou beliscar podem ser consideradas dores perineais.[3] Para avaliar a intensidade da dor e acompanhar o efeito das intervenções antálgicas existe a escala visual analógica (EVA), muito utilizada e com diferentes versões, pois pode ser apenas numérica, ou em escala de cores de ribas a cores quentes, com faces que demonstrem aumento na graduação do sofrimento (Figs. 11-1 a 11-4).[4] Sugere-se que a mulher seja questionada com a seguinte pergunta "Você está sentindo dor no seu períneo agora?".

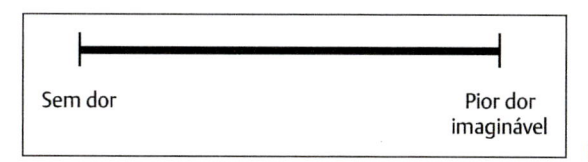

Fig. 11-1. Escala visual analógica.

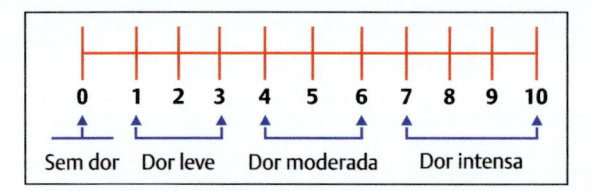

Fig. 11-2. Escala visual/verbal numérica.

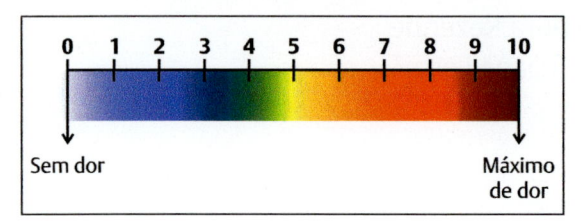

Fig. 11-3. Escala visual analógica de cores.

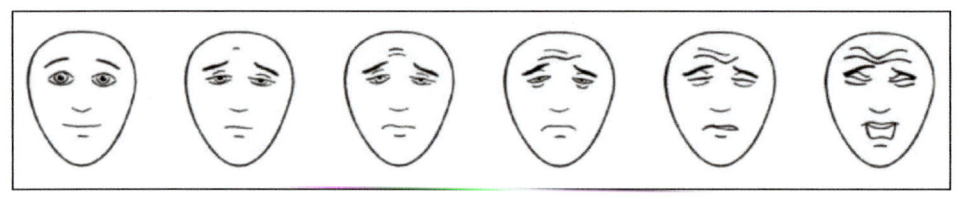

Fig. 11-4. Escala de faces. Esta face (apontar a face mais à esquerda) indica não dor. As faces mostram cada vez mais dor (apontar para cada uma das faces da esquerda para a direita) até chegar a esta face (apontar a face mais à direita), que mostra muita dor. Aponte a face que mostra o quanto você sente dor (neste exato momento). Pontue a face escolhida como 0, 2, 4, 6, 8 ou 10, contando da esquerda para a direita; sendo 0 = sem dor e 10 = com muita dor. Não use palavras como "alegre" ou "triste". Esta escala tem por objetivo medir como as pessoas se sentem internamente e não como aparentam estar. (International Association for the Study of Pain, 2001.)

A escala visual ou verbal numérica é uma linha que vai de uma pontuação de 0 a 10, onde 1 significa ausência de dor e 10 a pior dor imaginável, entre 1-3 seria uma dor leve, entre 4-6 significa uma dor moderada e entre 7-9 uma dor forte. É importante ressaltar que quem irá quantificar essa intensidade é o paciente, e que só deverá ser registrado o que for descrito como intensidade percebida por ele, pois a avaliação é e deve ser subjetiva para que seja possível posteriormente associar as informações identificadas por outras ferramentas aos sinais e sintomas.

Mulheres que catastrofizam a dor do trabalho de parto parecem apresentar maior risco de ocorrência de dor perineal aguda e persistente, como também dor perineal de maior intensidade no puerpério. Sugerimos a possibilidade de identificar essas gestantes durante o pré-natal e desenvolver intervenções a fim de proporcionar melhor adaptação dessas pacientes à dor do pós-parto. Escalas validadas, como a Escala de Catastrofização da Dor (Quadro 11-1), podem ser utilizadas com essa finalidade.[5]

Quadro 11-1. Escala de Catastrofização da Dor

	Quase sempre				Quase nunca
	1	2	3	4	5
1. Não posso mais suportar					
2. Não importa o que fizer, minhas dores não mudarão					
3. Preciso tomar remédios para dor					
4. Isso nunca vai acabar					
5. Sou um caso sem esperança					
6. Quando ficarei pior novamente?					
7. Essa dor está me matando					
8. Eu não consigo mais continuar					
9. Essa dor está me deixando maluca					

Fonte: Soares *et al.*, 2013.[5]

DOR PERINEAL APÓS O PARTO VAGINAL

Estima-se que todos os anos ao redor do mundo ocorram 78,84 milhões de nascimentos, sendo que cerca de 60% por parto via vaginal. Apesar do nascimento de um bebê estar geralmente cercado de expectativas, não está livre de medos e dores. A dor perineal é um experiência comum de dor imediata e tardia pós-parto vaginal, que pode provocar limitações de mobilidade, na habilidade de cuidar do seu bebê e em dar continuidade na sua vida sexual, gerando um impacto negativo na qualidade de vida.[6]

A dor perineal após o parto vaginal pode causar um longo sofrimento. Traumas esfincterianos e lacerações, apresentados no Capítulo 6, podem provocar dores importantes, mas a musculatura mesmo que íntegra no pós-parto também pode ser dolorosa. Essa dor pode afetar a mulher não só fisicamente, mas também trazer impactos negativos na relação com a maternidade, na continuidade das relações sexuais e no processo de amamentação.[7]

Mais de 90% das puérperas relatam algum tipo de dor perineal após 72 horas da realização de um parto vaginal.[3] Três meses após o parto via vaginal, 75% das mulheres com trauma perineal severo e 61,8% com trauma moderado relatam dor na região perineal, dor essa que persiste após 6 meses em 60% das mulheres com traumas perineais severos e 40% com traumas moderados. Após 6 meses, essa dor passa a ser um problema persistente, impactando na realização das atividades de vida diária.[3]

A dor vaginal e perineal pós-parto vaginal pode ser nociceptiva ou neuropática. A dor nociceptiva é resultado de inflamação ou trauma tecidual durante o parto. Já a dor neuropática geralmente é decorrente de um trauma obstétrico, provocando, por exemplo, estiramento do nervo pudendo.[8,9] A neuralgia do nervo pudendo, pela sua etiologia múltipla, será discutido separadamente nesse capítulo.

Interessante ressaltar que fatores genéticos podem estar envolvidos na percepção da dor perineal pós-parto, como a presença de polimorfismo nos genes receptores μ-opioides. A substituição da posição do nucleotídeo 118 desse gene está associada à alteração no gene da glicolização, diminuindo a afinidade exógena e endógena pelos opioides, diminuindo o limiar de tolerância à dor. O polimorfismo da enzima catecolamina-O-metiltransferase, que regula os níveis de catecolamina e o metabolismo de estrógeno, aumenta a percepção

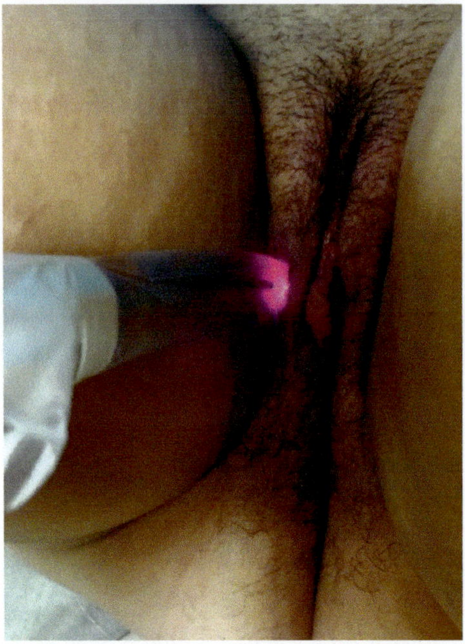

Fig. 11-5. Exemplo de aplicação da FBM na dor perineal pós-parto vaginal. Sugerimos o uso da luz IV.

da dor e induz a hiperalgesia, também sendo um fator de risco para o desenvolvimento de severa dor aguda e dor persistente pós-parto.[9]

Mecanismos da regeneração tecidual após lesões ocorridas durante o parto vaginal foram abordados no Capítulo 6, assim como aspectos da fotobiomodulação foram abordados no Capítulo 1. Para a analgesia, a fotobiomodulação do *laser* de baixa intensidade (FBM), no comprimento de onda do infravermelho, energia de 2-6 J, sobre toda a área externa do assoalho pélvico pode ser utilizada com bons resultados. A distância de dois centímetros entre um ponto e outro deve ser sempre respeitada e a ponteira do equipamento deve encostar-se à área dolorosa (Fig. 11-5).

DOR PERINEAL APÓS O PARTO POR CESARIANA E APÓS CIRURGIA GINECOLÓGICA

A Organização Mundial da Saúde sugere que as taxas de parto por cesariana não ultrapassem 15% e sejam indicadas em partos complicados. Nos Estados Unidos da América (EUA) são realizadas cerca de 1 milhão e 300 mil cesarianas por ano, aproximadamente 32,8%.[10] O Brasil é o país com a maior taxa de parto por cesariana do mundo, com taxas que variam de 80 a 90% em hospitais privados e 40% em hospitais públicos. A maioria das mulheres faz essa opção pela via de parto por medo da dor.[11]

Cerca de 80% dos indivíduos relatam dor de moderada a intensa no pós-operatório imediato, sendo que a analgesia inadequada nesse período é fator desencadeante para a cronificação dessa dor. Muitas são as drogas analgésicas e anti-inflamatórias para alívio da dor após o parto cirúrgico. Entretanto essas drogas podem trazer efeitos adversos como depressão respiratória, náuseas e vômitos, hipertensão arterial, alergias, retenção urinária, constipação entre outros. FBM pode prevenir e reduzir essas dores pós-operatórias. O uso da FBM para controle da dor é aprovado pela Food and Drugs Administration desde 2002,[12,13] sem efeitos negativos sobre a lactação.[14]

O efeito analgésico e o modulador do processo inflamatório da FBM com luz infravermelha estão relacionados com o aumento de secreção de endorfina nos sítios inflamatórios e ao aumento do fluxo sanguíneo. Pode ainda contribuir para a liberação de neurotransmissores, como a serotonina, que pode melhorar o desempenho das endorfinas. Além disso, o uso da FBM diminui o nível de fatores relacionados com a dor como a prostaglandina E2 e a ciclo-oxigenase-2.[15] A ação da luz *laser* sobre a mitocôndria, reduzindo a produção de ATP e aumentando os níveis das espécies reativas de oxigênio, promove a analgesia.[16] FBM pode modular a sinalização nociceptiva nos nervos periféricos e modular as vias centrais da dor.[17]

As Figuras 11-6 e 11-7 demonstram aonde a aplicação da FBM pode ser aplicada. Em caso de dor no pós-operatório imediato por parto cesariano ou por cirurgia ginecológica, a aplicação da FBM nos comprimentos de onda vermelhos e infravermelhos pode ser utilizada simultaneamente, combinando os efeitos de cicatrização tecidual, discutido no Capítulo 8, com efeitos analgésicos e de modulação do processo inflamatório. Nesse caso, sugere-se a aplicação sobre a região da cicatriz cirúrgica, evitando os fios de sutura – pela coloração escura, pontual, de dois em dois centímetros, entre 2 e 3 J de energia (Fig. 11-6).

Como outra opção de aplicação, ou caso o terapeuta não possua equipamento que faça a FBM dos comprimentos vermelho e infravermelho simultaneamente, a aplicação pode ser feita no comprimento vermelho sobre a cicatriz cirúrgica, evitando os fios de sutura – pela coloração escura, pontual, de 2 em 2 cm, entre 2 e 3 J de energia (Fig. 11-6), seguida da aplicação do comprimento infravermelho que pode ser feita 2 cm acima e 2 cm abaixo da cicatriz, entre 3 e 6 J (Fig. 11-7).

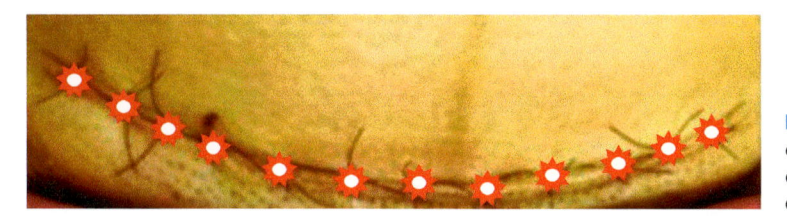

Fig. 11-6. Aplicação da FBM em cicatriz de parto por cesariana.[11]

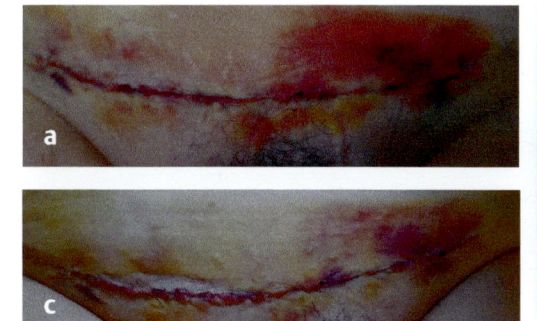

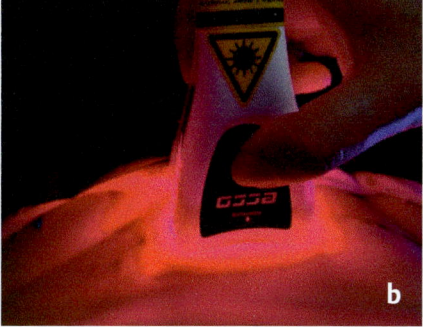

Fig. 11-7. (a-c) Cicatriz pós-cesariana; (b) aplicação da FBM em cicatriz de parto por cesariana; (c) após uma aplicação da FBM.

Há evidências de que o uso da FBM com a luz vermelha com o objetivo primário de cicatrização tecidual também provoque analgesia em mulheres após a realização do parto por cesariana.[18]

Apesar de pouco abordado, aproximadamente 11% das mulheres ainda tem dor após um ano da realização do parto por cesariana.[9] A cicatriz horizontal comumente realizada pode aprisionar os nervos ilioinguinal, ílio-hipogástrico e genitofemoral, especialmente cicatrizes aderidas à pele (Quadro 11-2), provocando o aparecimento da neuralgia genitofemoral.[8,9,19,20] A Figura 11-8 apresenta o trajeto desses nervos na região pélvica.

A neuralgia genitofemoral geralmente é referida após uma lesão iatrogênica de uma intervenção cirúrgica como o parto por cesariana. A formação de tecido fibroso na região da incisão cirúrgica (Fig. 11-9) pode aprisionar ou comprimir o nervo em algum ponto do seu trajeto, causando dor neuropática – irradiada ou não, parestesia e sensação de queimação na região de abdome inferior, pélvica – especialmente grandes lábios e monte do púbis, e região medial da coxa.[8,19]

Quadro 11-2. Características dos Nervos Envolvidos na Dor Perineal Pós-Parto

Nervo	Origem	Inervação Sensitiva	Inervação Motora
Ilioinguinal	T12 – L1	Abdome inferior Monte do púbis Glúteo lateral	Oblíquo interno
Ílio-hipogástrico	T12 – L1	Superior e medial da coxa Lábios maiores Monte pubiano	Oblíquo interno
Genitofemural	L1 – L2	Superior da coxa Lábios maiores e menores	-------------

Fonte: Elkins et al., 2017.[8]

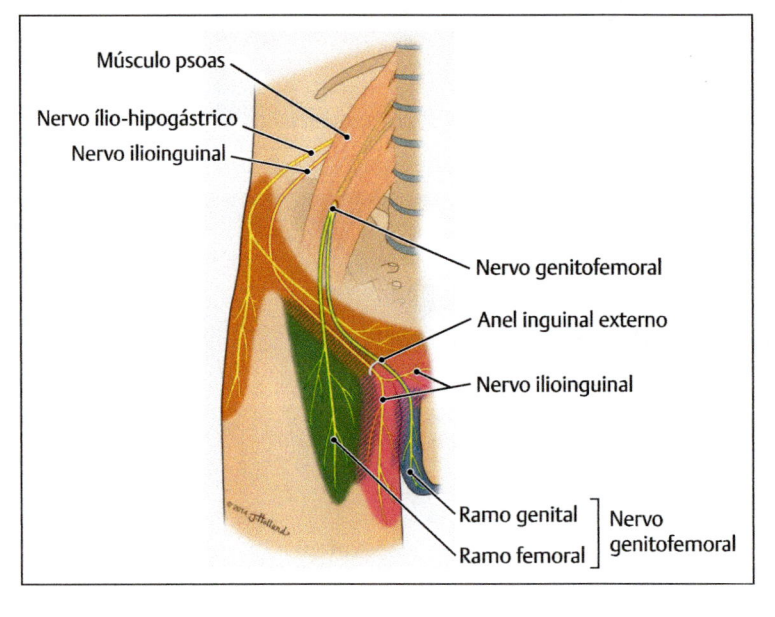

Fig. 11-8. Trajeto esquemático dos nervos ilioinguinal e ílio-hipogástrico.

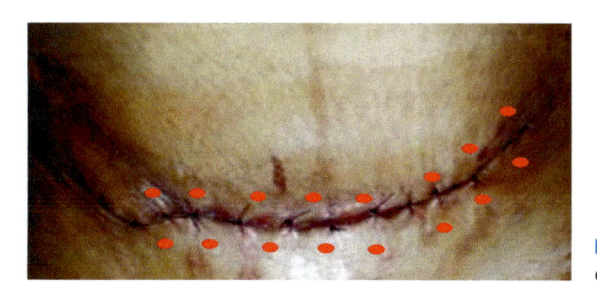

Fig. 11-9. Cicatriz após o parto por cesariana, aplicação de FBM.

A cicatriz pós-operatória pode causar dor, limitação de movimento, prejuízo funcional e distúrbios estéticos e psicológicos. Avaliar uma cicatriz cirúrgica deficitária é fundamental para o plano de tratamento do fisioterapeuta. Essa avaliação deve incluir características físicas (altura, comprimento, flexibilidade, relevo e adesão), aparência estética (cor e defeitos cosméticos), sintomas da mulher (dor e coceira, por exemplo).[21]

Avaliar a aderência cicatricial, que é definida como o insucesso no reestabelecimento das camadas teciduais independentes entre si, é um desafio para os fisioterapeutas, que geralmente fazem avaliações manuais e visuais. O uso do aderômetro, proposto por Ferriero et al.[21] (Fig. 11-10) e modificado por Kelly-Martin et al.[22] pode ser uma opção objetiva.

O uso do algometria digital pode ser um recurso adicional para a avaliação da dor na região da cicatriz. Algômetro (Fig. 11-11) é um dispositivo constituído por um disco de borracha 1cm^2 ligado a um medidor de pressão, que apresenta valores em kgf/cm^2. A mulher deve ser encorajada a dizer "pare" quando a pressão com a ponta do aparelho começar provocar dor, que significa que o limiar da dor foi atingido.[18]

A FBM, pode ser aplicada, sobre a cicatriz, no comprimento de onda vermelho e infravermelho, 2 J, 100 mW, conforme demonstrado na Figura 11-9.

DOR PÉLVICA MIOFASCIAL

Dor pélvica miofascial é uma dor com origem na musculatura do assoalho pélvico, associada à fáscia e aos tecidos conectivos. Está frequentemente associada a condições ginecológicas, intestinais e urinárias preexistentes, mas pode existir isoladamente. É uma dor difícil de ser diagnosticada e o exame da cavidade vaginal e/ou anal são desconfortáveis para a mulher.[17]

Trigger points na musculatura do assoalho pélvico podem ser encontrados em diferentes áreas, incluindo região suprapúbica, abdome inferior e região interna da coxa, glúteos, região lombossacral, no canal vaginal e anal.[23]

A síndrome da dor miofascial é caracterizada pela presença de alterações sensitivas, motoras ou autonômicas nos triggers points miofasciais musculares, fasciais ou nas inserções tendíneas. Ao exame físico do assoalho pélvico é necessário que haja a palpação do canal vaginal e/ou anal, aonde um nódulo muscular doloroso (o *trigger point* miofascial) de 5 a 10 mm é percebido.

Existem dois tipos de *trigger points* e ambos podem ser encontrados na região pélvica:[17]

- Trigger point *ativo:* nódulo muscular espontaneamente doloroso. Palpação, compressão, alongamento e mobilização podem ativar o *trigger point*, aumentando a dor local e desencadeando sintomas autonômicos.

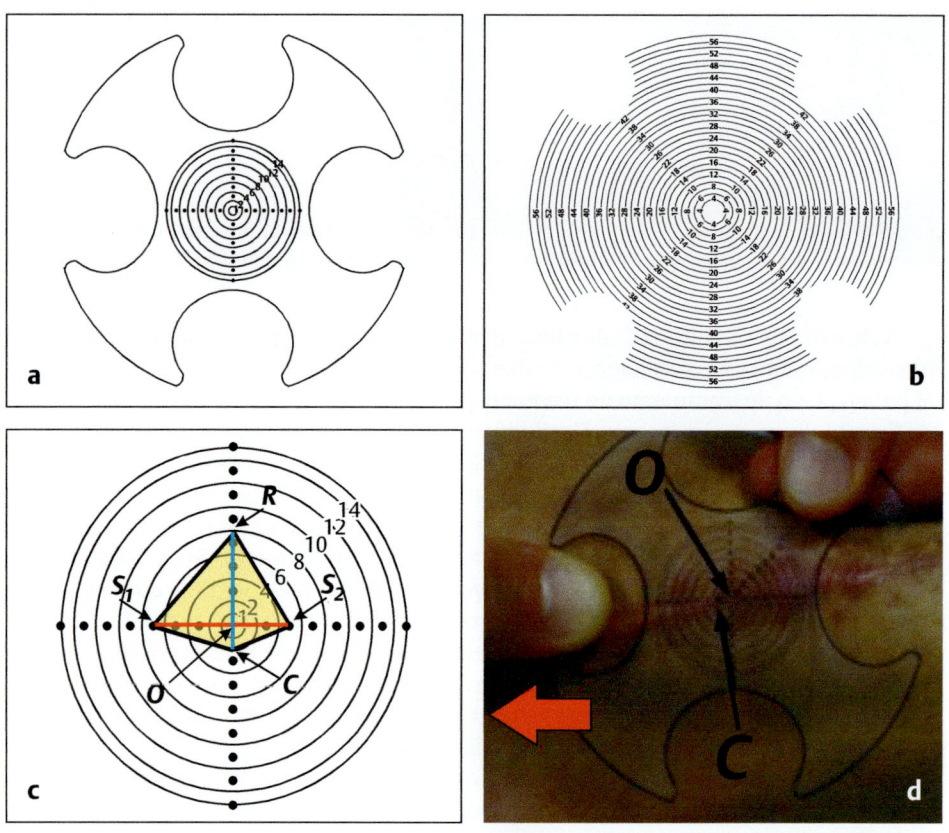

Fig. 11-10. (**a**) Aderômetro original. (**b**) Aderômetro modificado. (**c**) Visão tridimensial da mobilidade cicatricial. (**d**) Exemplo de utilização do aderômetro. (Ferriero *et al.*, 2010; Kelly-Martin *et al.*, 2018.)[21,22]

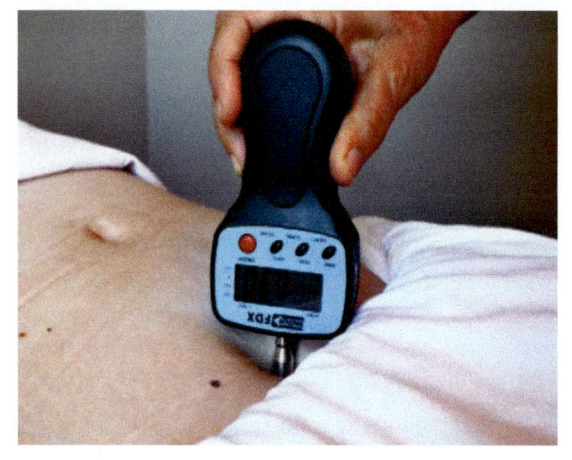

Fig. 11-11. Algômetro digital. (Kelly-Martin *et al.*, 2018.)[22]

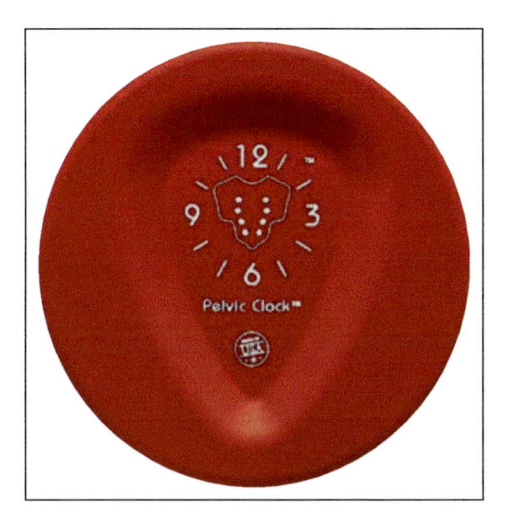

Fig. 11-12. Modelo ilustrativo para demonstração do relógio pélvico.

- Trigger point *latente*: nódulo ou cordão muscular que não é espontaneamente doloroso, mas que pode se tornar doloroso quando estimulado. À palpação é possível perceber uma elevação no tecido, que pode estar provocando restrição do movimento.

O fisioterapeuta deve palpar a musculatura levantadora do ânus, obturadora interna, bulboesponjosa e transversa do períneo com uma pressão mínima. A mulher com *trigger point* na região ao canal vaginal irá referir hiperalgesia na região. Assim o diagnóstico pode ser feito. O relógio pélvico (Fig. 11-12) é frequentemente utilizado para descrever a localização dos músculos do assoalho pélvico.[23]

O músculo levantador do ânus pode ser palpado entre 3 e 5 horas, e entre 7 e 9 horas do lado esquerdo e direito, respectivamente. O músculo obturador interno está localizado logo abaixo de 3 e 9 horas. O exame retal permite a avaliação dos músculos coccígeos, piriforme e puborretal.[23]

O tratamento para a dor pélvica miofascial inclui técnicas de reeducação neuromuscular, com massagem, alongamento e mobilização tecidual.[23] Não raramente a mulher sente muitas dores durante a realização dessas técnicas e recursos analgésicos e que modulem o processo inflamatório podem ajudar muito, como a FBM, no comprimento de onda do infravermelho, 3 a 5 J, sobre os pontos dolorosos, dentro do canal vaginal, e com a ponteira do equipamento encostada na área dolorosa. A Figura 11-13 demonstra uma aplicação da FBM na região da musculatura do levantador do ânus em mulher com ponto miofascial doloroso.

NEURALGIA DO NERVO PUDENDO

O nervo pudendo é um nervo misto (20% motor, 50% sensitivo e 30% autonômico) com três ramos: nervo dorsal do clitóris, nervo perineal e nervo anal inferior, originados da região sacral S2-S4 (principalmente de S3). O ramo nervoso sai de S2-S4 rumo à cavidade pélvica e entra na região glútea, cruzando a espinha isquiática para dentro da região perineal, sendo aí dividido em duas partes: ramo dorsal do clitóris e nervo perineal[24] (Fig. 11-14). Essa é a zona mais comum de compressão do nervo pudendo, que pode estar aprisionado ventralmente pelo ligamento sacroespinhoso e dorsalmente pelo ligamento sacrotuberal.

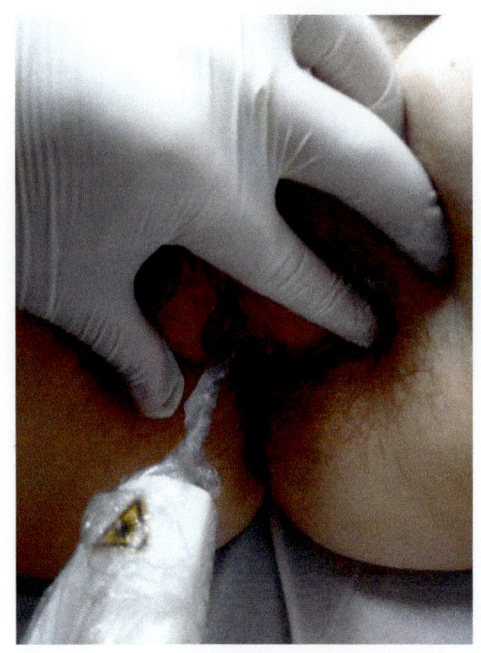

Fig. 11-13. Exemplo de aplicação da FBM no canal vaginal.

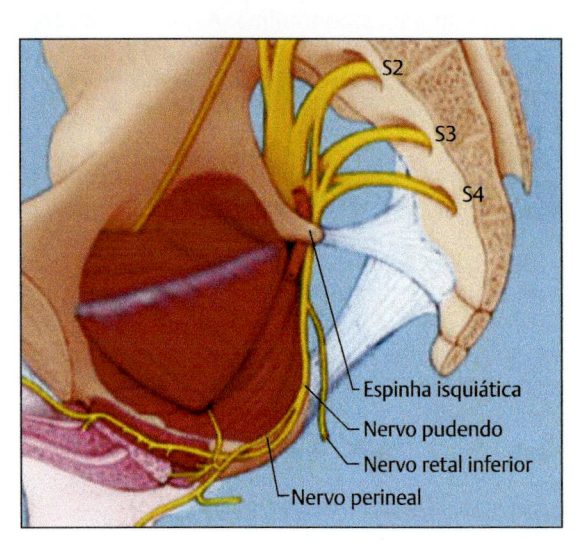

Fig. 11-14. Origem e ramos no nervo pudendo. (Popeney *et al.*, 2007.)[24]

No processo falciforme do ligamento sacrotuberal também pode ocorrer o aprisionamento do nervo pudendo pela fáscia obturadora no canal pudendo (canal de Alcock) (Fig. 11-15).

O nervo pudendo é responsável pela inervação dos esfíncteres anal e uretral, e dos músculos do assoalho pélvico, além de ser responsável pela sensibilidade perineal, anal e genital (Fig. 11-16). O encarceramento do nervo pudendo pode resultar em uma dor perineal uni ou bilateral, na vulva, vagina e clitóris,[24] provocando dor neuropática que prejudica, de forma significativa, a qualidade de vida da mulher.[25]

A etiologia da neuralgia do nervo pudendo é multifatorial. A etiologia mecânica geralmente é decorrente de algum trauma, parto ou procedimento cirúrgico – geralmente para correção de prolapsos ou incontinência urinária, especialmente aqueles que envolvem a fixação do ligamento sacroespinhoso. A compressão mecânica geralmente se comporta como um aprisionamento, semelhante à síndrome do túnel do carpo.[27]

A neuralgia do pudendo pode ser causada também por inflamação e por cicatrizes na região, geralmente decorrentes de trauma pélvico, quedas e por inserção de objetos no canal vaginal e anal. Essas cicatrizes podem ocorrer ao redor da espinha isquiática, entre os ligamentos sacrotuberoso e sacroespinhoso, ou pela compressão do nervo no canal de Alcock.[27]

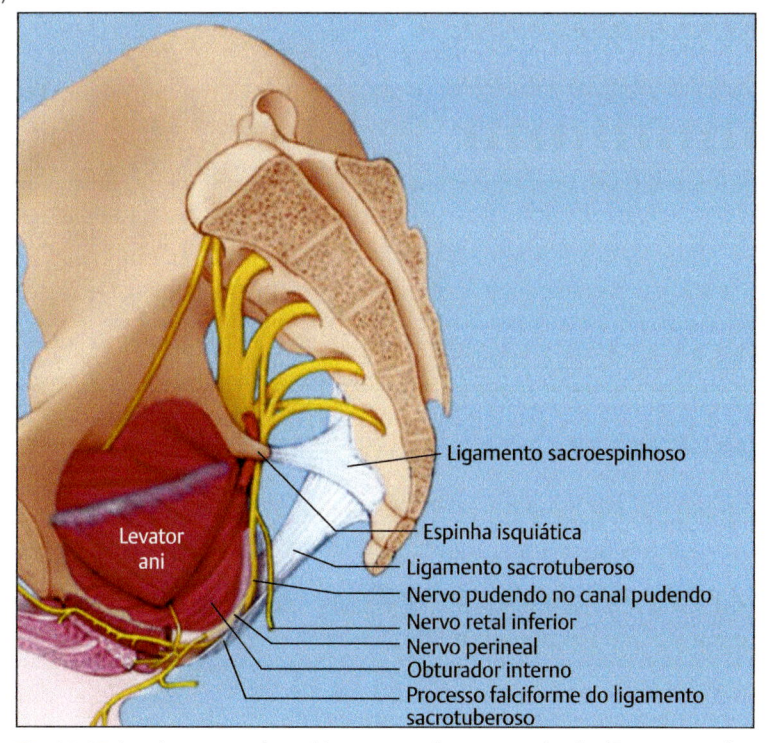

Fig. 11-15. Locais comuns de aprisionamento do nervo pudendo. (Popeney *et al.*, 2007.)[24]

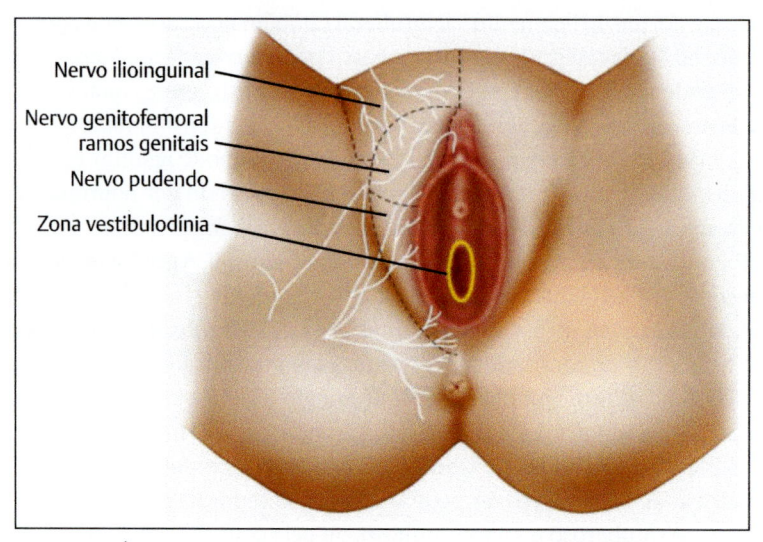

Fig. 11-16. Área de inervação do nervo pudendo. (Adaptada de Verstraelen *et al.*, 2015.)[26]

Outras causas incluem infecção herpética, compressão tumoral, efeitos adversos da quimioterapia ou radioterapia pélvica, endometriose, prática frequente de ciclismo e de exercícios de agachamento.[27]

O diagnóstico da neuralgia do nervo pudendo é essencialmente clínico. Cinco são os critérios essenciais que precisam estar presentes para a confirmação do diagnóstico de neuralgia do nervo pudendo – Critérios de Nantes:[25,28]

1. Dor em todo o território do nervo pudendo, do ânus até o clitóris. O tronco nervoso é superficial ou ligeiramente profundo na área anorretal, vulvovaginal e na região distal da uretra.
2. Dor relatada, principalmente, na posição sentada, pela compressão do nervo pudendo entre os ligamentos sacroespinhoso e sacrotuberoso.
3. A mulher não acorda durante a noite pela presença da dor.
4. Não há prejuízo sensorial.
5. Há alívio imediato da dor após o bloqueio anestésico do nervo pudendo.

Oito critérios complementares são sugestivos de neuralgia do nervo pudendo:[25,28]

1. Dor em queimação, de picada, como se houvesse levado um tiro no local ou dormência podem estar presentes.
2. Alodinia ou hiperalgesia, com intolerância de colocar roupa e até mesmo roupa íntima sobre a região.
3. Sensação "de existência" da vagina ou o ânus (simpatalgia).
4. Dor diurna, com piora ao longo do dia.
5. Dor unilateral.
6. Dor alguns minutos até uma hora após a defecação.
7. Hipersensibilidade ao toque vaginal e retal.
8. Alterações neurofisiológicas em mulheres nulíparas.

A fisioterapia é considerada a primeira linha de tratamento para neuralgia do nervo pudendo. Exercícios de alongamento muscular e técnicas manuais devem ser realizados, mas o paciente costuma reagir com espasmo muscular e dor importante durante a sessão. Dessa forma, recursos analgésicos e moduladores do processo inflamatório devem fazer parte da terapia a fim de permitir que o fisioterapeuta possa alcançar seus objetivos.[27] A FBM com luz infravermelha é uma opção para o controle da dor nessas mulheres. A aplicação deve ser pontual, com distância de 2 cm entre um ponto e outro, 4-6 J de energia, com a ponteira do equipamento encostada na área dolorosa, sobre a origem e todo o trajeto da dor, assim como sobre a origem do nervo pudendo e o local da compressão.

Se a causa da neuralgia for herpética ou mesmo pela quimioterapia ou radioterapia, sugere-se a aplicação da FBM com a luz vermelha e infravermelha simultaneamente, 3 a 5 J, associada à luz azul por 15 minutos.

REFERÊNCIAS BIBLIOGRÁFICAS

1. Treede RD. The International Association for the Study of Pain definition of pain: as valid in 2018 as in 1979, but in need of regularly updated footnotes. Pain Rep. 2018;3(2):e643.
2. Wesselmann U. Chronic Pelvic and Urogenital Pain Syndromes. International Association for the Study of Pain. September 2008;16(6):1-4.
3. Francisco AA, De Oliveira SMJV, Steen M, Nobre MRC, De Souza EV. Ice pack induced perineal analgesia after spontaneous vaginal birth: Randomized controlled trial. Women Birth. 2018;31(5):e334-e340.
4. Fortunato JGS, Furtado MS, Hirabae LFA, Oliveira JA. Escalas de dor no paciente crítico: uma revisão integrativa. Revista HUPE (Rio de Janeiro) 2013;12(3):110-7.
5. Soares AD, Couceiro TC, Lima LC, Flores FL, Alcoforado EM, de Oliveira Couceiro Filho R. Association of pain catastrophizing with the incidence and severity of acute and persistent perineal pain after natural childbirth: longitudinal cohort study. Braz J Anesthesiol. 2013;63(4):317-21.
6. Manresa M, Pereda A, Bataller E, Terre-Rull C, Ismail KM, Webb SS. Incidence of perineal pain and dyspareunia following spontaneous vaginal birth: a systematic review and meta-analysis. Int Urogynecol J. 2019 June;30(6):853-68.
7. Åhlund S, Rådestad I, Zwedberg S, Lindgren H. Perineal pain the first year after childbirth and uptake of post-partum check-up- A Swedish cohort study. Midwifery. 2019;78:85-90.
8. Elkins N, Hunt J, Scott KM. Neurogenic Pelvic Pain. Phys Med Rehabil Clin N Am. 2017;28(3):551-69.
9. Komatsu R, Ando K, Flood PD. Factors associated with persistent pain after childbirth: a narrative review. Br J Anaesth. 2020;124(3):e117-e130.
10. Wasserman JB, Steele-Thornborrow JL, Yuen JS, Halkiotis M, Riggins EM. Chronic caesarian section scar pain treated with fascial scar release techniques: A case series. J Bodyw Mov Ther. 2016;20(4):906-13.
11. Ministério da Saúde. Diretrizes de Atenção à Gestante. Comissão Nacional de Incorporação de Tecnologia no SUS. 2016.
12. Nesioonpour S, Mokmeli S, Vojdani S, Mohtadi A, Akhondzadeh R, Behaeen K, et al. The effect of low-level laser on postoperative pain after tibial fracture surgery: a double-blind controlled randomized clinical trial. Anesth Pain Med. 2014 Jun 21;4(3):e17350.
13. Poursalehan S, Nesioonpour S, Akhondzadeh R, Mokmeli S. The Effect of Low-Level Laser on Postoperative Pain After Elective Cesarean Section. Anesth Pain Med. 2018;8(6):e84195.
14. Mokmeli S, Khazemikho N, Niromanesh S, Vatankhah Z. The application of low-level laser therapy after cesarean section does not compromise blood prolactin levels and lactation status. Photomed Laser Surg. 2009;27(3):509-12.
15. Ezzati K, Fekrazad R, Raoufi Z. The Effects of Photobiomodulation Therapy on Post-Surgical Pain. J Lasers Med Sci. 2019;10(2):79-85.

16. Zupin L, Ottaviani G, Rupel K, Biasotto M, Zacchigna S, Crovella S, Celsi F. Analgesic effect of Photobiomodulation Therapy: An in vitro and in vivo study. J Biophotonics. 2019 Oct;12(10):e201900043.
17. Chow HC, Kelly R, Huaguang D. Myofascial Pelvic Pain. In: Sabia M, Sehdev J, Bentley W. Urogenital Pain: a clinicians guide to diagnosis and intervential treatmens. Springers. 2017.
18. Sena, AMPHA. Efeito da terapia laser de baixa intensidade na dor pós cesariana: ensaio clínico cego, randomizado e controlado 2019. 57f. Dissertação (Mestrado) - Programa de Pós-Graduação em Fisioterapia, Centro de Ciências da Saúde, Universidade Federal do Rio Grande do Norte. Natal, RN, 2019.
19. Cesmebasi A, Yadav A, Gielecki J, Tubbs RS, Loukas M. Genitofemoral neuralgia: a review. Clin Anat. 2015;28(1):128-35.
20. Sax MR, Whiteside JL. Persistent Abdominal Pain 2 Years After Cesarean Delivery. Obstet Gynecol. 2019;134(1):102-5.
21. Ferriero G, Vercelli S, Salgovic L, Stissi V, Sartorio F. Validation of a New Device to Measure Postsurgical Scar Adherence. Phys Ther. 2010;90(5):776-83.
22. Kelly-Martin R, Doughty L, Garkavi M, Wasserman JB. Reliability of modified adheremeter and digital pressure algometer in measuring normal abdominal tissue and C-section scars. J Bodyw Mov Ther. 2018;22(4):972-9.
23. Bonder JH, Chi M, Rispoli L. Myofascial Pelvic Pain and Related Disorders. Phys Med Rehabil Clin N Am. 2017;28(3):501-15.
24. Popeney C, Ansell V, Renney K. Pudendal entrapment as an etiology of chronic perineal pain: Diagnosis and treatment [published correction appears in Neurourol Urodyn. 2008;27(4):360]. Neurourol Urodyn. 2007;26(6):820-27.
25. Ploteau S, Cardaillac C, Perrouin-Verbe MA, Riant T, Labat JJ. Pudendal Neuralgia Due to Pudendal Nerve Entrapment: Warning Signs Observed in Two Cases and Review of the Literature. Pain Physician. 2016;19(3):E449-E454.
26. Verstraelen H, De Zutter E, De Muynck M. Genitofemoral neuralgia: adding to the burden of chronic vulvar pain. J Pain Res. 2015;30;8:845-9.
27. Khoder W, Hale D. Pudendal neuralgia. Obstet Gynecol Clin North Am. 2014;41(3):443-52.
28. Labat JJ, Riant T, Robert R, Amarenco G, Lefaucheur JP, Rigaud J. Diagnostic criteria for pudendal neuralgia by pudendal nerve entrapment (Nantes criteria). Neurourol Urodyn. 2008;27(4):306-10.

DOR ANORRETAL

CAPÍTULO 12

Juliana Lenzi
Silvana Maria de Macêdo Uchôa
Claudia Fratta
Laura Rezende

Dentro do conceito de dores pélvicas podem ser incluídas as algias proctológicas. Sabe-se, entretanto, que algumas dores anorretais estão diretamente relacionadas com dores uroginecológicas, descritas no Capítulo 11 e com dores musculoesqueléticas, descritas no Capítulo 13.

As algias mais comumente associadas às dores anorretais podem ser classificadas como estruturais ou funcionais.[1] Geralmente suas causas são divididas em dois grupos:[2]

- *Distúrbios funcionais:* como a síndrome do elevador do ânus e dor anorretal não específica.
- *Distúrbios estruturais:* como fissuras anais, fístulas ou hemorroidas, que são distúrbios frequentemente associados a infecção, trombose ou necrose que podem, subsequentemente, levar à dor.

DISTÚRBIOS FUNCIONAIS

A dor anorretal funcional pode ser dividida, de acordo com Critérios de Roma IV, em proctalgia crônica e proctalgia fugaz.

Proctalgia Crônica

A proctalgia crônica é a dor persistente por mais de 4 meses, incluem dor ou dolorimento retal crônico ou recorrente e episódios de dor que devem durar 20 minutos ou mais. Com base no exame digital retal (Fig. 12-1), deve ser caracterizada em:[3]

- *Síndrome do levantador do ânus:* o paciente apresenta dor durante tração posterior no músculo puborretal, por um período mínimo de 3 meses.[2]
- *Dor anorretal inespecífica:* paciente não apresenta o desconforto doloroso durante a tração posterior no músculo puborretal.[4]

A posição do paciente para a realização do toque retal varia de acordo com a queixa e frequentemente é realizado com o paciente em decúbito lateral esquerdo, obliquamente, com a cabeça colocada junto ao bordo lateral oposto ao do examinador. As coxas devem estar fletidas sobre o abdome e as pernas em ângulo de 90 graus. O paciente, se possível,

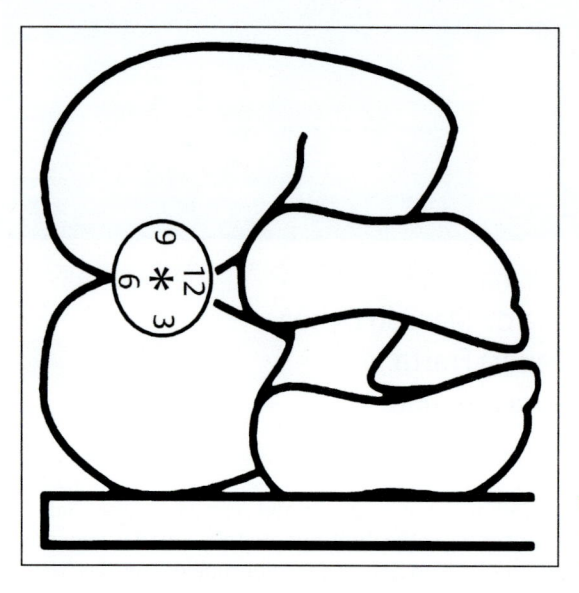

Fig. 12-1. Posicionamento para exame de inspeção e palpação retal. (Fonte: Rao et al., 2016.)[4]

discretamente pronado. Adicionalmente, o paciente deve ser instruído a não mudar de posição durante o exame, pois existe a tendência de girar para decúbito dorsal à medida que ele procura falar com o examinador e acompanhar o que está ocorrendo. Também é importante que o fisioterapeuta examine o abdome e as regiões inguinais, que devem preceder o exame proctológico propriamente dito.

O músculo levantador do ânus pode ser palpado (Fig. 12-2) entre 3 e 5 horas, e entre 7 e 9 horas do lado esquerdo e direito, respectivamente. O exame retal permite a avaliação dos músculos coccígeos, piriforme e puborretal.[5]

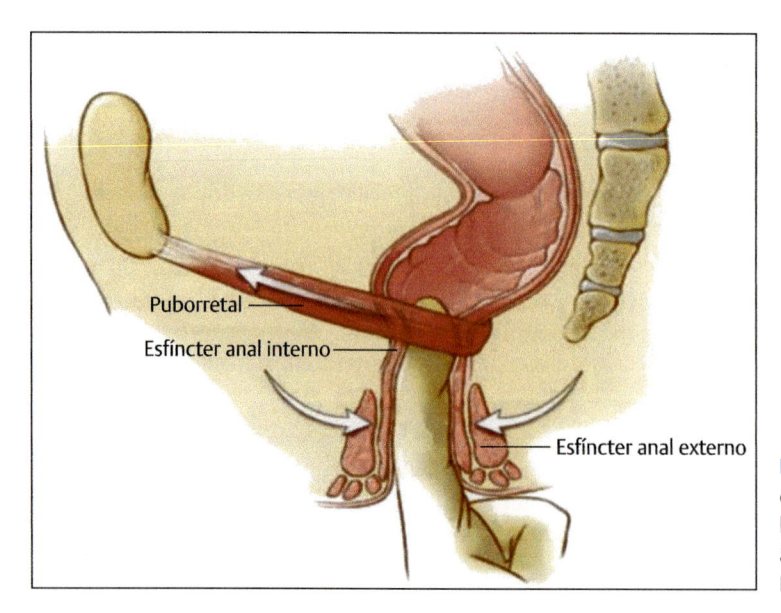

Fig. 12-2. Palpação do músculo levantador do ânus. (Adaptada de Palma, 2016.)[6]

Na síndrome do levantador do ânus, a dor frequentemente é descrita como uma dor vaga e incômoda ou uma sensação de pressão forte no reto, que costuma ser pior mais na postura sentada do que na posição ereta ou deitada. O exame físico pode revelar espasmo dos músculos levantadores do ânus e sensibilidade à palpação, mais frequentemente no lado esquerdo da região da musculatura do assoalho pélvico ou do canal vaginal.[1,7] A pressão anal também pode estar aumentada. Há, ainda, forte associação entre dor pélvica crônica e sofrimento psicossocial em vários domínios, como: depressão e ansiedade, somatização e comportamento obsessivo-compulsivo. Não está claro se isso reflete uma causa subjacente ou é efeito da dor.[8]

Esse espasmo do levantador do ânus é uma condição caracterizada por dor anal constante ou frequente, de natureza geralmente maçante, aborrecida. Isto é causado por contração paradoxal do puborretal em sua junção anorretal durante a defecação, ou a falha no relaxamento.[9] Os sintomas geralmente ocorrem mais de seis meses antes do diagnóstico, com episódios que duram por mais de 20 minutos de cada vez, em um cenário de persistente dor retal. A dor é reproduzida por palpação posterior do puborretal durante o exame retal digital.[10] Ao examinar um paciente, observa-se as fibras mais espessas dos músculos pubococcígeos e que estão localizadas inferomedialmente.

Na síndrome do levantador do ânus há uma relação entre o espasmo muscular do assoalho pélvico, com o aumento das pressões de repouso anal e da defecação dissinérgica, que é caracterizada por incoordenação do reto/ânus durante a defecação. Alguns estudos observaram a existência de contração colônica excessiva e também do músculo liso anal,[7] associando-se a um assoalho pélvico hipertônico,[11] que pode ser verificado pela manometria anorretal (Fig. 12-3).

A abordagem terapêutica geralmente é adaptada aos sintomas, que incluem abordagens multidisciplinares, como modificações no estilo de vida, terapia farmacológicas, terapia comportamental e fisioterapia, uma vez que a proctalgia crônica é secundária à contração paradoxal do assoalho pélvico.[13,14]

Neste cenário de hipertonia do assoalho pélvico sugere-se o uso da FBM para a redução da dor, pelo seu uso seguro, eficaz e sem efeitos adversos. A FBM pode ser aplicada diretamente ao assoalho pélvico com o comprimento de onda infravermelho próximo, com energia de 4 a 6 J, objetivando o alívio da dor e reduzindo a tensão muscular (Fig. 12-4).

As algias anorretais são definidas como distúrbios funcionais por não apresentarem uma etiologia específica e, portanto, baseiam-se nos sintomas, como:

- Sensibilidade dolorosa aumentada no músculo levantador do ânus, como ocorre na síndrome do levantador do ânus.
- Defecação dissinérgica.
- Outras comorbidades como fibromialgia e depressão.

Todos esses sintomas promovem prejuízo na qualidade de vida e maior utilização de serviços de saúde. Vários fatores, incluindo tensão muscular do assoalho pélvico, inflamação periférica, sensibilização periférica e central e fatores psicossociais têm sido implicados na patogênese.[7]

A dor anorretal funcional é uma dor não orgânica e inexplicável, mas uma condição que pode resultar em altos níveis de incapacidade física e social. A dor é mais frequentemente localizada no canal anal (90%) e piora na presença da constipação intestinal refratária. Quando os exames clínicos e o diagnóstico subsequente não conseguem identificar qualquer patogênese, os pacientes são diagnosticados como tendo dor anorretal funcional.[15]

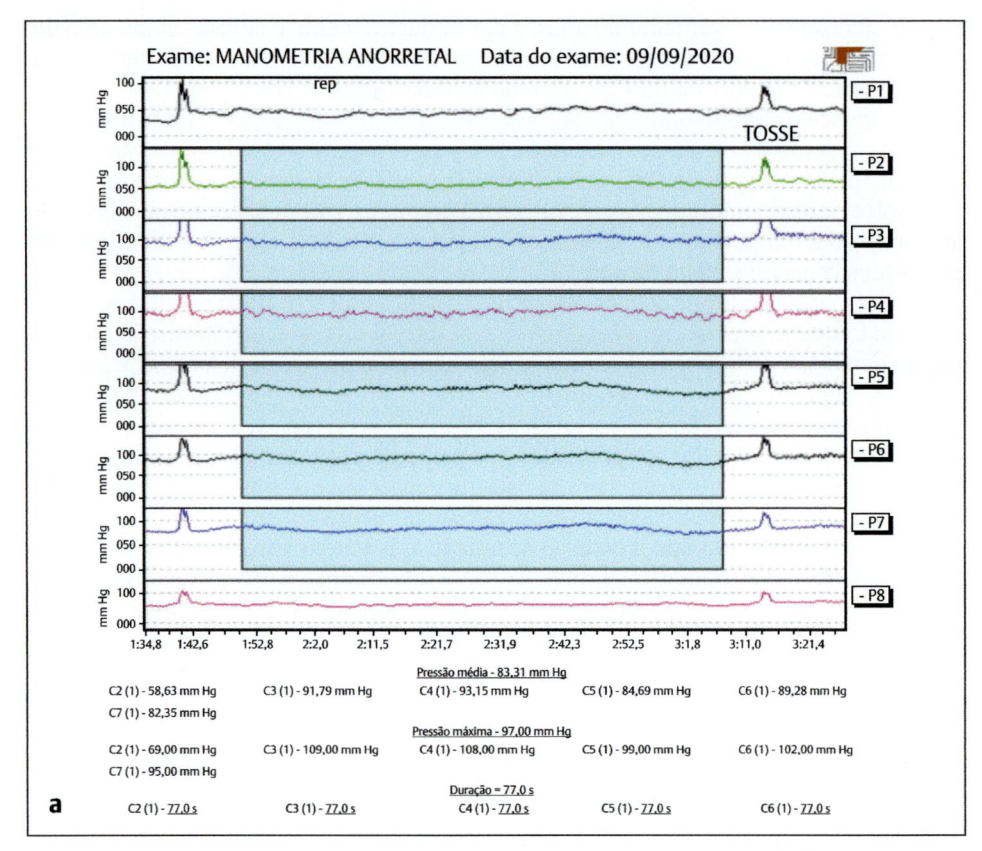

Fig. 12-3. (**a**) Exame de manometria anorretal de paciente com queixa correspondente à síndrome do levantador do ânus. A avaliação do repouso demonstra valores aumentados caracterizando hipertônia do esfíncter anal interno. Média de pressão de repouso 83,31 mmHg, sendo a referência de normalidade para o repouso de 40,00-70 mmHg segundo Papaconstantinou HT, 2005.[12] *(Continua.)*

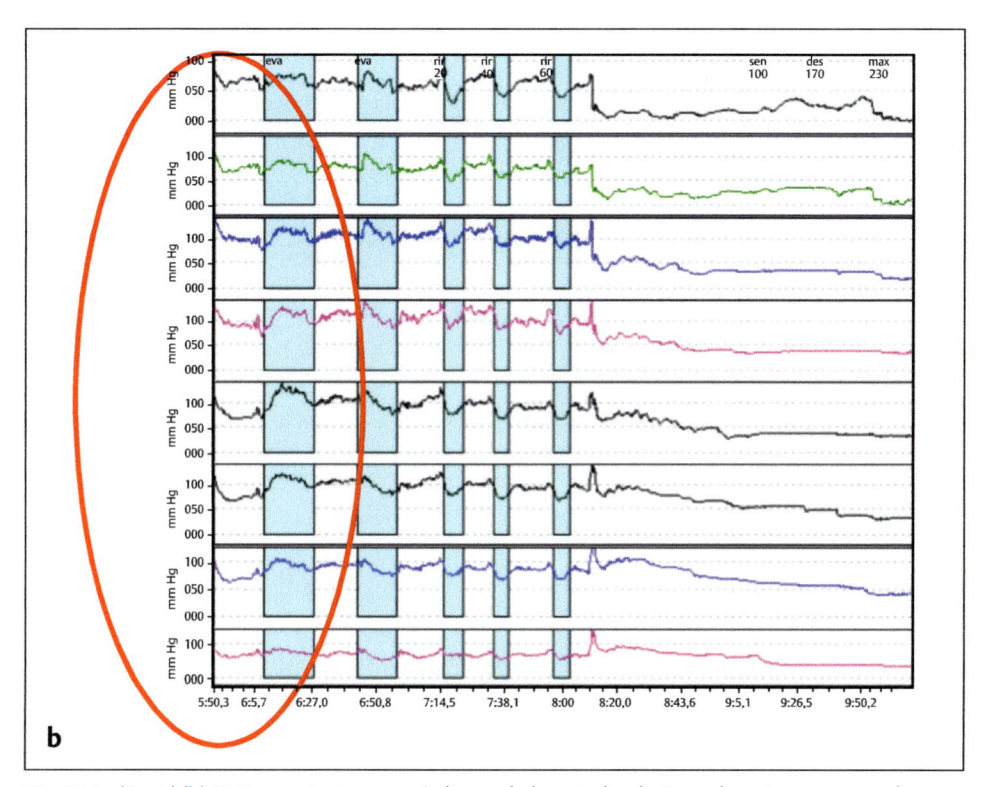

Fig. 12-3. *(Cont.)* (**b**) Muitos pacientes com síndrome do levantador do ânus, durante o processo de evacuação, apresentam uma contração paradoxal (contraem o músculo levantador do ânus, quando o correto seria relaxar). É possível observar um exame de manometria onde a área circulada corresponde a avaliação do momento da evacuação e, nas áreas marcadas em azul, ocorre a elevação dos valores pressóricos, caracterizando a contração paradoxal.

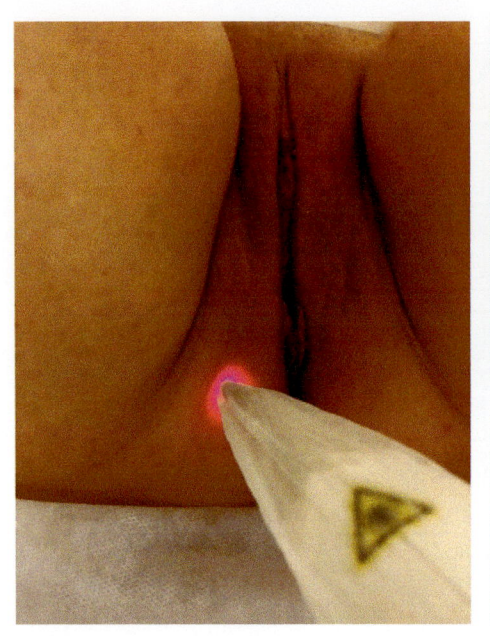

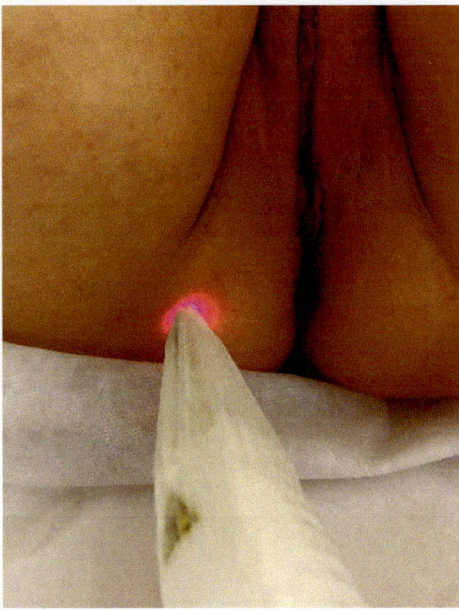

Fig. 12-4. Aplicação para tratamento da síndrome do levantador do ânus. A FBM deve ser aplicada em toda região.

O espasmo do esfíncter anal é a causa mais citada e relatada durante um quadro de dor, havendo um aumento do tônus anal de repouso e aumento da amplitude da onda lenta.[16] O esfíncter anal interno é responsável pelo tônus de repouso e as ondas lentas são repercussões intrínsecas da atividade do musculo liso. Essa atividade é mediada pela atividade simpática, o que explicaria a correlação com os sintomas de estresse.[17]

Geralmente as algias anorretais são descritas como dor súbita, intensa e não irradiada para a região do ânus e do retal. Os pacientes descrevem os sintomas como uma "faca cega" inserida no reto.[4,13] Essa dor também pode ser relatada como cólica, pontadas ou tipo espasmo. De forma geral, não apresenta sintomas concomitantes, mas existem relatos raros que podem incluir náuseas, vômitos, tontura e sudorese.[10,18] Alguns fatores como pressão prolongada, estresse e relação sexual podem ser considerados como predisponentes, porém, a maioria dos pacientes não relatam associação da dor com fatores específicos.[4,19] Tradicionalmente observa-se ocorrência da dor durante a noite,[20] de forma imprevisível, com intervalos irregulares e variando entre 1 a 180 vezes por ano. Esses sintomas raramente aparecem antes da puberdade.[7]

O diagnóstico da dor anorretal depende da história clínica detalhada, pois geralmente os pacientes estão assintomáticos no momento da consulta.[1,21] A coexistência da constipação intestinal, associada a história familiar de dor anorretal, pode sugerir o diagnóstico de miopatia hipertrófica do esfíncter anal interno. O toque retal, exame clínico, radiológico e bioquímico em endoscópico devem ser realizados para excluir patologias orgânicas.[22] No caso de suspeita de miopatia hipertrófica do esfíncter interno, quando sugerida por um examinador experiente, existe a necessidade de exame histológico e de imagem anal, para um diagnóstico definitivo.[23] A manometria anorretal, apesar de ser muitas vez utilizada, não adiciona informação ao manejo do paciente.[9]

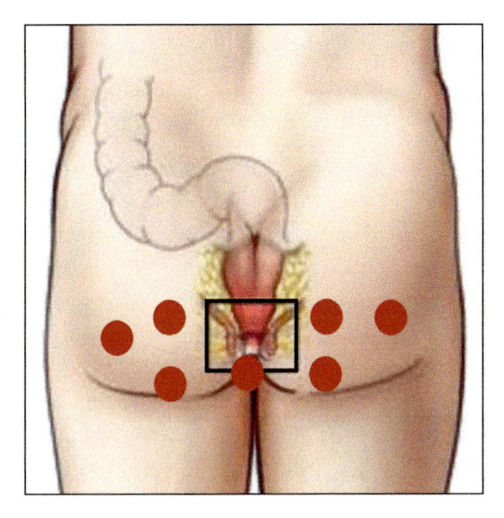

Fig. 12-5. Aplicação pontual da luz infravermelha para controle da dor.

Acredita-se que a etiologia seja o espasmo anal intermitente, portanto os recursos terapêuticos empregados são aqueles que produzem o relaxamento do esfíncter anal interno.[10,24] Para alguns especialistas a prevenção de agentes desencadeadores são considerados tratamento de primeira linha.[9] O objetivo é alcançar um relaxamento rápido do esfíncter e com esse fim são indicados o banho de assento, enemas com água quente e dilatação anal digital.[7]

Algumas séries de caso relatam o uso eficaz de bloqueadores de cálcio via oral (diltiazem) e o uso de pomada de nitroglicerina com o objetivo de diminuir a pressão do esfíncter. Um ensaio randomizado realizado por Eckardt demonstrou que o salbutamol inalado foi eficaz na redução da dor.[16] Já a toxina botulínica injetável foi utilizada em uma série de casos, em pacientes que não responderam ao tratamento medicamentoso, demonstrando sua eficácia no alívio da dor.[24]

Um dos mecanismos descritos sobre a resposta biológica da fotobiomodulação está embasado na teoria que propõe que a absorção da luz pelo cromóforo propicia a elevação da microcirculação, decorrente da aplicação das ondas eletromagnéticas, podendo ser responsável pela quebra do ciclo dor-espasmo-dor. Portanto, o uso da luz vermelha associado ao comprimento de onda infravermelho, com energia entre 3 a 5 J, pode ser uma importante terapia adjuvante (Fig. 12-5).

Proctalgia Fugaz

Proctalgia fugaz é uma dor aguda e recorrente na região anorretal, com ausência de doenças orgânicas proctológicas ou pélvicas. Foi descrita pela primeira vez em 1883, por Myrtle,[25] e denominada por Maclennan como proctalgia noturna, por acreditar que os sintomas ocorriam particularmente à noite. Atualmente, segundo os critérios de Roma IV, esta dor deve ter a duração inferior a 30 minutos com remissão completa entre as crises e não deve estar relacionada com o processo de defecação.[1] A prevalência varia entre 4 a 18% na população em geral.[26] A proctalgia fugaz diferencia-se dos demais distúrbios de dor anorretal (síndrome do levantador do ânus e dor anorretal não específica) pela duração da dor e pela presença ou ausência de sensibilidade anorretal.[2]

São características da proctalgia fugaz:

- Episódios recorrentes de dor localizada no ânus ou no reto baixo.
- Episódios de dor que podem durar de segundos a minutos, mas com duração inferior a 30 minutos.
- Remissão total de dor anorretal entre os episódios.
- Sem relação com a defecação.

Essas características devem estar presentes nos últimos três meses, com o início dos sintomas pelo menos seis meses antes do diagnóstico,[4] e devem excluir outras causas de dor anorretal, como isquemia, doença inflamatória intestinal, criptite, abscesso intramuscular, fissura anal, hemorroida, prostatite e coccigodínia.[27]

A dor na proctalgia fugaz é breve, ou seja, dura de segundos a no máximo 20 minutos, e ocorre com pouca frequência, ou seja, uma vez por mês ou menos.[1] O manejo da proctalgia fugaz continua sendo um desafio terapêutico[13] e os resultados do tratamento, na melhor das hipóteses, são modestos.

DISTÚRBIOS ESTRUTURAIS

Os distúrbios estruturais são tratados, inicialmente, com medidas conservadoras, como estilo de vida, dieta, fibras, laxantes e fisioterapia do assoalho pélvico. Quando as medidas conservadoras falham, esses distúrbios podem ser difíceis de tratar.[4]

Fissura Anal

Uma causa comum de dor na região do canal anal é a fissura anal (FA), que se manifesta como dor intensa durante ou após o processo de evacuação.[7] Essa fissura se caracteriza por ulcerações lineares ou lacerações que acometem o anoderma, desde a linha pectínea até a borda anal, podendo apresentar algumas manifestações secundárias, como a presença de tecido hipertrófico, conhecido como "plica sentinela" observada na margem proximal da fissura. Nas fissuras anais crônicas profundas, fibras do esfíncter anal interno podem ser observadas na base da lesão. Classicamente as fissuras acometem a região da linha média, sendo 90% posterior e 10% anterior (Fig. 12-6).

O desenvolvimento da FA inclui vários fatores como o trauma do anoderma por passagem de fezes endurecidas ou por múltiplas evacuações por causa de fezes diarreicas.[28] A maior ocorrência de FA posterior é justificada por uma fraqueza da região do esfíncter anal externo, uma vez que as forças exercidas durante a defecação são mais intensas na linha média posterior em decorrência do ângulo anorretal, provocando uma ruptura no anoderma. A região posterior ainda apresenta escassez de vasos sanguíneos em 85% dos indivíduos, fato comprovado por angiografia e por ultrassonografia Doppler, demonstrando que essa área é mal perfundida nos pacientes afetados, o que justificaria a dificuldade de cicatrização da região.[29]

Na FA os pacientes tendem a apresentar hipertonia do esfíncter anal interno, entretanto, não está bem definido se o esfíncter hipertônico predispõe o desenvolvimento da fissura ou é causado por ela. Nas FA, a hipertonia inúmeras vezes é o alvo do tratamento fisioterapêutico.[1]

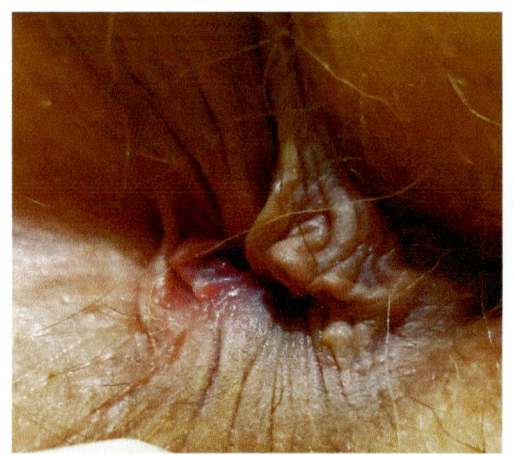

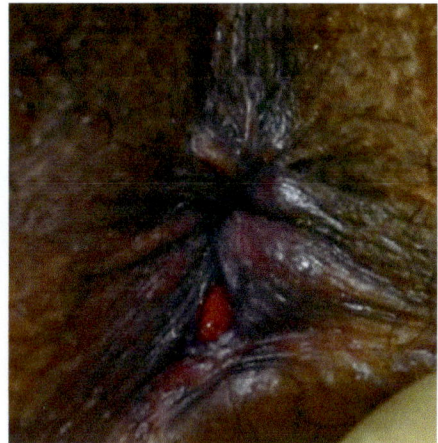

Fig. 12-6. Fissura anal.

As FAs agudas são caracterizadas como lesões simples ou ruptura do anoderma, enquanto as FAs crônicas são lesões existentes entre 4 e 12 semanas, caracterizadas pela presença de fibrose e sinais secundários, como papila hipertrófica e fibras esfincterianas visíveis na base da lesão. O achado típico é uma FA aguda na linha média posterior, nos casos crônicos a fibrose e edema são os achados típicos.

O diagnóstico é realizado pela história clínica e exame anorretal. O relato é de dor anal intensa durante a evacuação, que pode persistir por minutos/dias.[21] Outro sinal é a história de sangramento retal ou sangue vivo no papel higiênico. O exame retal envolve a inspeção perineal, toque retal e anuscopia (exame opcional). O toque retal por ser muito doloroso e, muitas vezes, não é tolerado pelo paciente. A anuscopia é útil para avaliar a mucosa retal e o cólon distal, para avaliar outras causas da dor.[23]

O tratamento da FA se baseia na redução do espasmo muscular, com o objetivo de aumentar o fluxo sanguíneo e acelerar o processo de cicatrização tecidual. Acredita-se que a razão da falha na cicatrização seja secundária a hipertonia ou espasmo do esfíncter anal interno, que leva à isquemia local por falta de fluxo sanguíneo. Uma das causas da FA crônica é o aumento da pressão anal em repouso e o tratamento inadequado para redução do espasmo muscular.[30]

A primeira linha de tratamento são as modificações dietéticas e comportamentais. Uma boa porcentagem das FAs cicatrizam espontaneamente com o uso de amaciantes de fezes e agentes de volume, juntamente com a dieta rica em fibras 25-30 g/dia[29,31] junto com o aumento de ingestão de água. Os agentes farmacológicos são a segunda opção e incluem nitratos tópicos como a nitroglicerina utilizada com o objetivo de reduzir o espasmo do esfíncter anal interno (EAI). Alguns estudos mostram taxa de cura de 50% e redução significativa da dor e bloqueadores de canais de cálcio, como a pomada de diltiazem 2% ou nifedipina 0,05%, que visam reduzir a pressão do EAI, bloqueando a contração tônica que é cálcio-dependente.[22]

Na falha do tratamento tópico, a opção é a injeção da toxina botulínica com o objetivo de provocar um bloqueio da transmissão colinérgica resultando em paralisia flácida e bloqueio do nervo autônomo, que, ao inibir de forma extrínseca a inervação colinérgica do EAI, promove relaxamento muscular e facilita a cura.[4] Quando o tratamento conservador

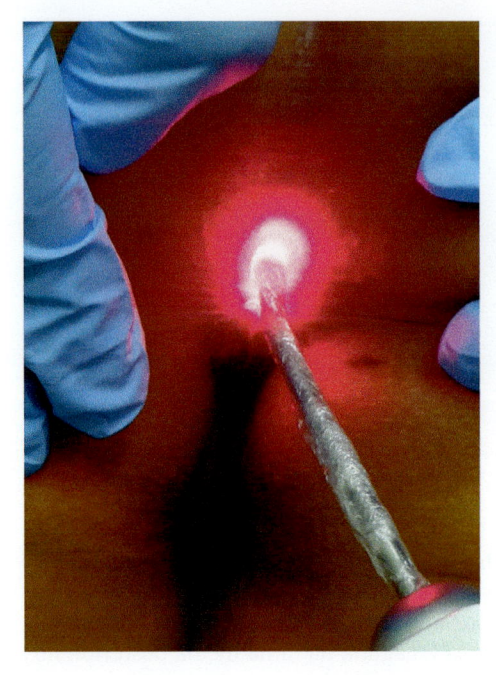

Fig. 12-7. Aplicação da FBM na fissura anal.

não é eficaz, o tratamento cirúrgico empregado é a esfincterotomia interna lateral, que consiste no corte sob visualização direta do EAI, que vai do ápice da fissura até a base da lesão, removendo também plicas sentinelas ou papilas hipertróficas, com a taxa de cura alcançando 89 a 95%, porém a principal desvantagem da técnica é a possibilidade de desenvolvimento de incontinência fecal pós-operatória.[32]

Considerando a fisiopatologia da FA crônica, a fisioterapia dispõe de recursos e técnicas que têm como objetivo o controle do espasmo muscular. A redução do espasmo favorece a melhora do fluxo sanguíneo e, consequentemente, promove melhor cicatrização.[13]

A fotobiomodulação (FBM) causa maior ativação das células epiteliais e dos queratinócitos, migração de fibroblastos e macrófagos, bem como aumento da deposição de colágeno com contração da ferida, com uso bem estabelecido na prática clínica. A aplicação deve ser sobre o tecido lesionado, com uso do comprimento de onda vermelho, 1 a 3 J, em dias alternados. Pode-se associar ao comprimento de onda infravermelho, 3 J e, assim, modular o sintoma de dor (Fig. 12-7).

REFERÊNCIAS BIBLIOGRÁFICAS

1. Rao SS, Bharucha AE, Chiarioni G, Felt-Bersma R, Knowles C, Malcolm A, et al. Anorectal disorders. Gastroenterology. 2016;150:1430-42.
2. Bharucha AE, Wald A, Enck P, Rao S. Functional anorectal disorders. Gastroenterology. 2006;130(5):1510-8.
3. Palsson OS, Whitehead WE, van Tilburg MAL, Chang L, Chey W, Crowell MD, et al. Development and validation of the Rome IV Diagnostic Questionnaire for Adults. Gastroenterology. 2016;150(6):1481-91.
4. Rao SS, Bharucha AE, Chiarioni G, Felt-Bersma R, Knowles C, Malcolm A, Wald A. Functional anorectal disorders. Gastroenterology. 2016 Mar 25:S0016-5085(16)00175-X.

5. Bourguignon GJ, Bourguignon LYW. Electric stimulation of protein and DNA synthesis in human fibroblasts. FASEB J. 1987;1:398-402.
6. di Palma JA. Introducing comprehensive non-surgical anorectal care to the gastroenterology fellowship training curriculum: The University of South Alabama Experience. Pract Gastroenterol. 2011;(May):31-6.
7. Bharucha AE, Lee TH. Anorectal and pelvic pain. Mayo Clin Proc. 2016;91(10):1471-86.
8. Bharucha AE, Wald AM. Transtornos anorretais. Arq Gastroenterol. 2012;49:51-60.
9. Armañanzas L, Arroyo A, Ruiz-Tovar J, López A, Santos J, Moya P, et al. Dolor anal crónico idiopático. Evaluación de los resultados diagnóstico-terapéuticos en una unidad de referencia de coloproctología. Cirugía Española. 2015;93(1):34-8.
10. Atkin GK, Suliman A, Vaizey CJ. Patient characteristics and treatment outcome in functional anorectal pain. Dis Colon Rectum. 2011;54(7):870-5.
11. Bolshinsky V, Gurland B, Hull TL, Zutshi M. Levator ani syndrome: transperineal botox injections. Tech Coloproctol. 2018;22(6):465-6.
12. Papaconstantinou HT. Evaluation of anal incontinence: minimal approach, maximal effectiveness. Clin Colon Rectal Surg. 2005;18(1):9-16.
13. Carrington EV, Popa SL, Chiarioni G. Proctalgia Syndromes: Update in Diagnosis and Management. Curr Gastroenterol Rep. 2020;22(7):35.
14. Chiarioni G, Nardo A, Vantini I, Romito A, Whitehead WE. Biofeedback is superior to electrogalvanic stimulation and massage for treatment of levator ani syndrome. Gastroenterology. 2010;138(4):1321-9.
15. Rongqing G, Yafei W, Zhimin W, Feng L, Yuantao L, Xinhua C, et al. Treatment outcome of acute sacral nerve stimulation in functional anorectal pain. Pain Pract. 2019;19(4):390-6.
16. Eckardt VF, Dodt O, Kanzler G, Bernhard G. Treatment of proctalgia fugax with salbutamol inhalation. Am J Gastroenterol. 1996;91(4):686-9.
17. McHugh SM, Diamant NE. Effect of age, gender, and parity on anal canal pressures. Contribution of impaired anal sphincter function to fecal incontinence. Dig Dis Sci. 1987 Jul;32(7):726-36.
18. Yakovlev A, Karasev SA, Dolgich OY. Sacral nerve stimulation: a novel treatment of chronic anal fissure. Dis Colon Rectum. 2011;54(3):324-7.
19. Pilling LF, Swenson WM, Hill JR. The psychologic aspects of proctalgia fugax. Dis Colon Rectum. 1965;8(5):372-6.
20. de Parades V, Etienney I, Bauer P, Taouk M, Atienza P. Proctalgia fugax: demographic and clinical characteristics. What every doctor should know from a prospective study of 54 patients. Dis Colon Rectum. 2007;50(6):893-8.
21. Wald A, Bharucha AE, Cosman BC, Whitehead WE. ACG clinical guideline: management of benign anorectal disorders. Am J Gastroenterol. 2014;109(8):1141-57; (Quiz) 1058.
22. Kamm MA, Hoyle CH, Burleigh DE, Law PJ, Swash M, Martin JE, et al. Hereditary internal anal sphincter myopathy causing proctalgia fugax and constipation. A newly identified condition. Gastroenterology. 1991;100(3):805-10.
23. Parés D, Abcarian H. Management of Common Benign Anorectal Disease: What All Physicians Need to Know. Am J Med. 2018;131(7):745-51.
24. Grigoriou M, Ioannidis A, Kofina K, Efthimiadis C. Use of botulinum A toxin for proctalgia fugax-a case report of successful treatment. J Surg Case Rep. 2017;2017(11):rjx236.
25. Myrtle AS. Some Common Affections of the Anus Often Neglected by Medical Men and Patients. BMJ. 1883;1(1170):1061-2.
26. Jeyarajah S, Chow A, Ziprin P, Tilney H, Purkayastha S. Proctalgia fugax, an evidence-based management pathway. Int J Colorectal Dis. 2010;25(9):1037-46.
27. Guy RJ, Kamm MA, Martin JE. Internal anal sphincter myopathy causing proctalgia fugax and constipation: further clinical and radiological characterization in a patient. Eur J Gastroenterol Hepatol. 1997;9(2):221-4.
28. Corman ML (ed.). Colon and rectal surgery. 4th ed. Philadelphia, Pennsylvania: Lippincott–Raven; 1998. p. 1423.

29. Perry GG. Fissure in ano - a complication of anusitis. South Med J. 1962 Sep;55:955-7.
30. Ebinger SM, Hardt J, Warschkow R, Schmied BM, Herold A, Post S, et al. Operative and medical treatment of chronic anal fissures-a review and network meta-analysis of randomized controlled trials. J Gastroenterol. 2017;52(6):663-76.
31. Perry WB, Dykes SL, Buie WD, Rafferty JF; Standards Practice Task Force of the American Society of Colon and Rectal Surgeons. Practice parameters for the management of anal fissures (3rd revision). Dis Colon Rectum. 2010;53(8):1110-5.
32. Thaysen TEH. Proctalgia Fugax: a little known form of pain in the rectum. Lancet. 1935;226(5840):243-6.

DESORDENS MUSCULOESQUELÉTICAS DO COMPLEXO LOMBOPÉLVICO-QUADRIL

CAPÍTULO 13

Vanessa Fonseca Vilas Boas
Juliana Lenzi
Laura Rezende

A primeira evidência da ação da radiação a *laser* de baixa intensidade foi descrita por Dr. Endre Mester, da Universidade Médica de Semmelweis (Hungria) em 1967.[1] A fotobiomodulação (FBM), também conhecida terapia *laser* (*laser: light amplification by stimulated emission of radiation*), ou, ainda, terapia a *laser* de baixa potência (LLLT – *low-level light therapy*), consiste na aplicação de luz com o propósito de promover reparo tecidual, redução da inflamação e alívio da dor.[2,3]

A fototerapia é caracterizada por sua capacidade de induzir processos fotobiológicos nas células. Estes processos são dependentes dos fotorreceptores que podem desencadear diferentes mecanismos celulares e, além disso, o comprimento de onda determina reações químicas específicas.[4] Para luz visível de baixa potência ter qualquer efeito em um sistema biológico vivo, os fótons devem ser absorvidos pelos fotorreceptores ou cromóforos, explicado com mais detalhes no Capítulo 1 e demonstrado na Figura 13-1.[5,6]

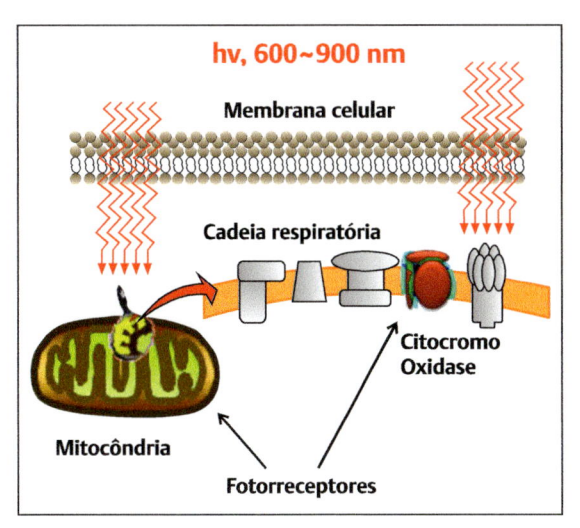

Fig. 13-1. Diagrama esquemático demonstrando a absorção da luz vermelha e infravermelha pelos cromóforos celulares específicos ou fotorreceptores da cadeia respiratória mitocondrial. (Traduzida e adaptada de Huang et al., 2009.)[6]

A FBM de comprimento de onda de luz visível e invisível promove efeitos como redução da dor, inflamação e edema, promove cicatrização de feridas, tecidos e nervos e previne a morte celular e dano tecidual, efeitos conhecidos a mais de quarenta anos que ganharam mais destaque nos últimos anos.[6] Conforme a Figura 13-2, é notável o crescente interesse em estudos com FBM nos últimos anos, bem como os diversos comprimentos de onda estudados.[7-9]

A efetividade da FBM vem sendo descrita desde 1967. Nesta época mais de 100 ensaios clínicos de fase III, randomizados, duplo-cegos e controlados com grupo placebo foram publicados e apoiados por mais de 1.000 estudos laboratoriais que investigam os mecanismos primários e a cascata de efeitos secundários que contribuem para uma gama de tecido local e efeitos sistêmicos.[6,7]

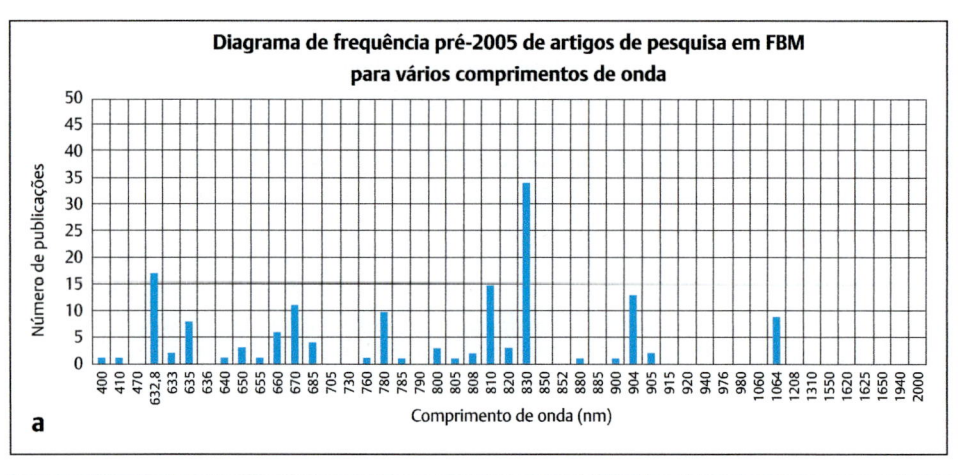

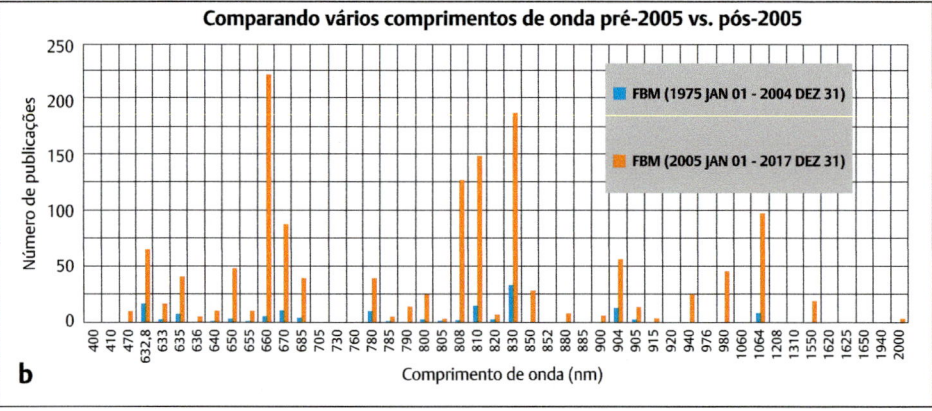

Fig. 13-2. Levantamento de diferentes comprimentos de onda usados em artigos FBM. (**a**) Pesquisa no período de 1974 e 2004 (Período Pré-2005 – diagrama de frequência de pesquisas com vários comprimentos de onda da FBM). (**b**) Pesquisa no período de 2005 e 2017 (comparação dos vários comprimentos de onda Pré-2005 *versus* pós-2005). (Adaptada de Gendron & Hamblin, 2019.)[8]

A FBM tem sido apontada como efetiva na redução da dor, modulação da inflamação e promoção do reparo tecidual.[2,9,10] Estudos têm demonstrado efeito da FBM na proliferação celular, microcirculação, angiogênese, produção de colágeno e reparo ósseo.[9,10] Esses efeitos são fundamentais para o uso da FBM nas desordens musculoesqueléticas.

A FBM tem sido apontada como recurso sem efeitos adversos e com poucas contraindicações para uso. Estudos comparando o uso de anti-inflamatório não esteroides (AINEs) e FBM em dose ótima em animais foram igualmente efetivos no tratamento das lesões musculoesqueléticas.[9,11] A FBM oferece um melhor custo-benefício que os AINEs, sendo que a FBM é um recurso não farmacológico seguro e pode ser utilizado como adjuvante no tratamento das lesões agudas.[12]

Quando algum tecido é exposto à luz, as respostas podem ser diversas, imediatas ou tardias, locais ou sistêmicas. Uma reação facilmente visível e mensurável é o aumento do fluxo sanguíneo, que pode ser avaliado por meio do ultrassom (ecografia). Esses efeitos são mediados pelo sistema nervoso autônomo simpático e parassimpático. Os estudos demonstraram efeitos na supressão da excitação do sistema nervoso simpático, dilatação das arteríolas e aumento do fluxo sanguíneo das arteríolas, ação direta nos vasos sanguíneos reduzindo a concentração livre de íons Ca^{2+} (cálcio) em células do músculo liso dos vasos, indução da abertura dos canais de Na^+ (sódio) e despolarização das fibras nervosas,[13] como pode ser observado na Figura 13-3.

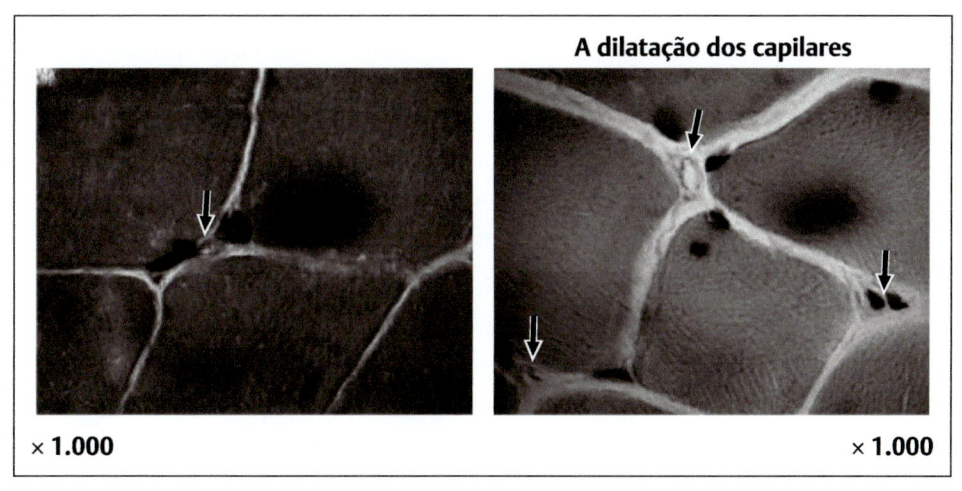

Fig. 13-3. Figura do artigo de Asagai *et al.* (2010) demonstrando a dilatação dos capilares sanguíneos após a irradiação com LLLT (criança de 5 anos com paralisia cerebral). Foi utilizado *laser* diodo de arseneto de gálio alumínio (GaAlAs) (UQ305, Minato Medical Science Co. Ltd., Japan), 100 mW de potência, 810 nm de comprimento de onda, 30 a 60 segundos de aplicação por ponto, 1,04 mm² de tamanho de *spot* gerando uma densidade de potência de 28 W/cm² de 100 mW. A densidade de energia de cada ponto variou de 86,55 J/cm² a 288,3 J/cm², dependendo da potência de saída e tempo de aplicação. Esta aplicação resultou em vasodilatação dos capilares como pode ser visualizado. (Asagai et al., 2010.)[13]

COMPLEXO LOMBOPÉLVICO-QUADRIL

Os ossos da pelve e da região lombar trabalham juntos para suportar o peso corporal, ancorar os músculos abdominais e do quadril e proteger os delicados órgãos vitais das cavidades vertebrais e abdominopélvicas.[14,15]

A pelve é um anel ósseo simétrico interposto entre as vértebras da coluna sacral e os membros inferiores, que se articulam por meio de articulações complexas, os quadris. Ela suporta a coluna vertebral e conecta a parte superior do corpo às extremidades inferiores. É importante ressaltar que a pelve funciona como reservatório para os órgãos abdominais, incluindo a bexiga, o intestino, o útero e ovários nas mulheres ou a próstata nos homens.[14,15]

A articulação do quadril, composta pelos ossos fêmur e ilíaco (ílio, ísquio, púbis), serve como uma conexão da extremidade inferior com o esqueleto axial. A articulação do quadril é uma articulação sinovial tipo bola e soquete entre a cabeça do fêmur e o acetábulo na pelve. A função primária da articulação do quadril é promover suporte dinâmico do peso do corpo/tronco, enquanto facilita a transmissão de forças para os membros inferiores, permitindo funções como mobilidade e deambulação (Fig. 13-4).[14,15]

DESORDENS MUSCULOESQUELÉTICAS DO COMPLEXO LOMBOPÉLVICO-QUADRIL

A dor musculoesquelética e neuromuscular pélvica pode ter origem em qualquer um dos tecidos desta região: tecidos moles, músculos da região lombopélvica e abdominopélvica, e complexo do quadril, nervos, e articulações. Quando há disfunção de qualquer uma destas estruturas, a dor pode ocorrer. Na ausência de infecção, malignidade ou alterações

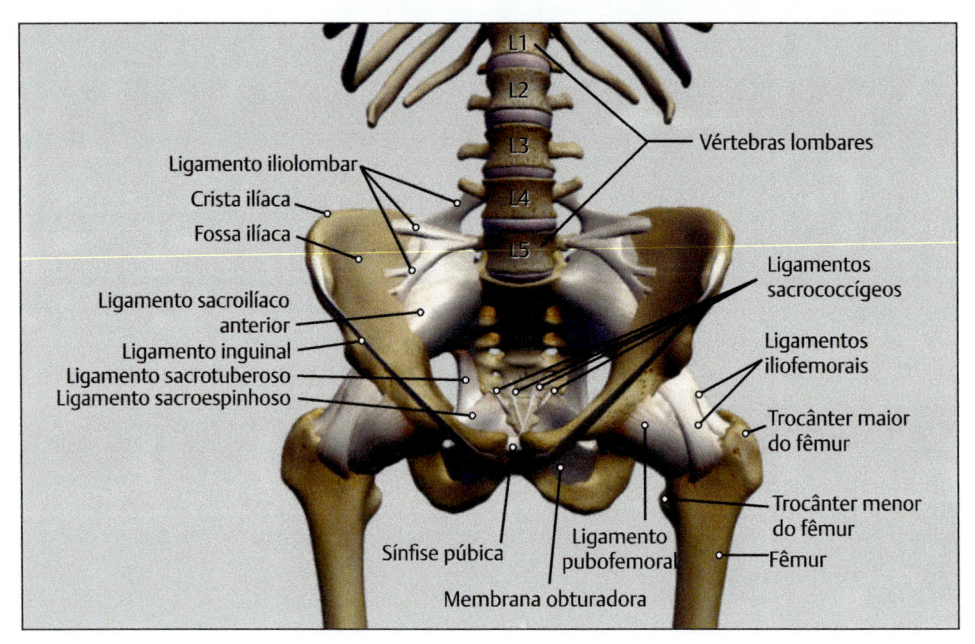

Fig. 13-4. Ossos e ligamentos do quadril. (Ilustração: Hank Grebe/Shutterstock.com [adaptado]. Acesso em 07/2020: https://www.infoescola.com/anatomia-humana/quadril/.)

viscerais, a dor pélvica é comumente de origem miofascial, musculoesquelética, neural, ou uma combinação destas.[16-18]

A ineficiência pélvica e/ou estabilização do quadril podem levar a importantes alterações dos membros inferiores e coluna. O corpo funciona como um todo e, quando alguma região ou regiões estão com alguma debilidade, o corpo encontrará alternativas para se mover solicitando outros músculos ou articulações de forma compensatória e menos eficiente (Quadros 13-1 e 13-2).

A dor é uma das principais queixas nas desordens musculoesqueléticas e cabe aqui ressaltar que é muito importante sempre buscar identificar a natureza dessa dor. A definição atual de Dor, segundo a Associação Internacional para Estudos da Dor,[20] é, "uma experiência sensitiva e emocional desagradável associada a uma lesão tecidual real ou potencial, ou descrita nos termos de tal lesão". Com base nesta definição, é possível entender a complexidade da dor, que nem sempre apresenta uma lesão tecidual real ou em potencial. Importante, entretanto, é também entender que os contextos emocionais e sociais podem influenciar na sensação de dor. O fenômeno que pode estar desencadeando a dor precisa ser compreendido para propor a intervenção adequada. A FBM pode

Quadro 13-1. Desordens Musculoesqueléticas mais Comuns no Complexo Lombopélvico-Quadril

Desordens Musculoesqueléticas mais Comuns

- Síndrome dolorosa miofascial (músculo piriforme, levantador do ânus, iliopsoas, obturador interno e quadrado lombar)
- Dor no cóccix (*Coccydynia*)
- Síndrome do piriforme
- Disfunções da articulação sacroilíaca
- Fraturas da pelve
- Pubeíte (Pubalgia)
- Fibromialgia
- Lesões da coluna (degeneração de disco intervertebral, hérnia de disco, articulações interfacetárias, infecções e neoplasia)

Fonte: Vural, 2018.[19]

Quadro 13-2. Desordens Musculoesqueléticas que Podem Aumentar a Dor na Região do Complexo Lombopélvico-Quadril (CLPQ)

Causas Musculoesqueléticas de Aumento da Dor CLPQ

- Osteoartrite
- Lesões do acetábulo
- Impacto femoroacetabular
- Instabilidade de quadril
- Lesão de *labrum*
- Necrose avascular da cabeça do fêmur
- Fratura por estresse
- Osteíte púbica/Pubalgia/Instabilidade púbica
- Patologias das articulações facetárias
- Espondiloartrose
- Síndrome do impacto do iliopsoas
- Lesão por distensão muscular (mm. iliopsoas, reto femoral, adutores, sartório e reto abdominal)
- Diástase pós-parto da sínfise púbica

Fonte: Vural, 2018.[19]

ser utilizada para o tratamento da dor, e é fortemente recomendada nas desordens musculoesqueléticas, pelo conhecido efeito analgésico que promove, decorrente das ações promovidas, como modulação do processo inflamatório, redução da condução neural ou bloqueio neural, estimulação da atividade linfática, reparo tecidual e redução do espasmo muscular.[10]

Com base nos mecanismos de ação, a dor pode ser dividida em três tipos: dor nociceptiva, dor neuropática e dor central (lesão no sistema nervoso central). Os dois primeiros tipos (nociceptiva e neuropática) podem ser modulados pela FBM.[21] A dor nociceptiva se dá por ativação dos nociceptores (receptores de dor) que podem ser ativados mediante liberação de mediadores químicos ou citocinas pró-inflamatórias (como prostaglandina E2–PGE2, substância P), mediante lesão ou inflamação tecidual. Muitas lesões musculoesqueléticas podem causar dor nociceptiva, como, por exemplo, osteoartrite, tendinopatias, espasmo, traumas, pós-operatório, entre outras. Já a dor neuropática é decorrente de lesão neural, que pode ocorrer em decorrência de processo inflamatório, compressão ou tração deste tecido, como, por exemplo, herpes-zoster, hérnia de disco, trauma, entre outros.[21] Um exemplo muito comum de dor neuropática é a dor por compressão do nervo isquiático (ciatalgia), descrita como dor em queimação ou dor irradiada.[22] É de suma importância entender os mecanismos de ação da dor para propor uma intervenção.

Dor Pélvica de Origem Musculoesquelética

Estima-se que 22% dos diagnósticos musculoesqueléticos de dor pélvica são frequentemente concomitantes com patologia e dor do assoalho pélvico.[23] Entretanto os profissionais da saúde devem reconhecer que a dor pélvica pode não ser proveniente de uma única causa mas, muitas vezes, de uma associação entre as disfunções ou lesões das estruturas do complexo lombopélvico-quadril, como, por exemplo, a radiculopatia de S1, que pode levar a aumento do tônus muscular de repouso do assoalho pélvico com consequente dor muscular nesta região.[17]

A dor pélvica é definida como condição dolorosa localizada na pelve, região lombossacral, assoalho pélvico e parede abdominal anterior abaixo do umbigo.[19,24] Já a dor pélvica crônica é considerada uma disfunção neuromusculoesquelética, e descrita como uma síndrome dolorosa na região pélvica persistente por pelo menos seis meses, levando a déficit funcional e prejuízo das atividades de vida diária e qualidade de vida.[19] Este é um problema importante na prática clínica que afeta 25% das mulheres e 2% a 10% dos homens. É um problema complexo, multifatorial e de difícil tratamento, e sua etiologia ainda não está bem estabelecida.[16]

Dor Lombar

A dor lombar é um problema que afeta 80% das pessoas em algum momento da vida.[25,26] A dor lombar é uma das principais causas de incapacidade, afastamento do trabalho, associada a um grande ônus no mundo todo. Além disso, a dor lombar pode ser recorrente.[27] Vários fatores podem levar ao desenvolvimento da dor lombar, entre eles a idade, obesidade, nível educacional, fatores psicossociais e ocupacionais.[26]

O tratamento conservador da dor lombar é fundamentado em intervenções farmacológicas e não farmacológicas, e, muitas vezes com a falha deste tratamento conservador, o tratamento cirúrgico pode parecer ser uma opção, mas em longo prazo tem suas consequências.[21] Intervenções baseadas em exercícios físicos têm sido apontadas como uma das melhores formas de tratamento, e, dentre os tipos de exercícios, os exercícios do método

Pilates têm sido amplamente utilizados na prática clínica.[28] Apesar da dor lombar crônica (experiência de 3 a 6 meses de dor) acometer uma pequena porcentagem dos pacientes que experimentaram esta condição, é extremamente limitante e o tratamento nem sempre tem sucesso. O objetivo principal do tratamento é alívio da dor e restabelecimento da função.[26] O grau de incapacidade não tem uma correlação direta com o grau de dor apresentado, por isso tem sido sugerida uma abordagem biopsicossocial para avaliação e tratamento destes pacientes, considerando que fatores cognitivos, afetivos, ambientais e sociais podem influenciar na cronicidade da dor.[29] As diretrizes de prática clínica recomendam abordagens baseadas no modelo biopsicossocial, incluindo educação, que auxilie na retomada das atividades de vida diária (AVD), e exercícios.[25]

Segundo Siqueira *et al*,[29] os pacientes nesta condição respondem de duas maneiras: com enfrentamento ou medo, que são os indivíduos confrontadores e evitadores respectivamente. Os evitadores têm medo de se movimentar, até mesmo nas atividades de vida diária, ou de realizar exercícios, ou, ainda, correlacionam o movimento à piora da dor, o que limita o tratamento, e recebe o nome de cinesiofobia (cinésio: movimento/fobia: medo), o que limita os tratamentos da dor lombar que, conforme as evidências até o momento, são baseados em exercícios físicos.[25,29,30] Neste contexto faz-se necessário o uso de recursos para o manejo da dor lombar, recuperação do movimento e das funções, sendo assim a FBM tem sido apontada como importante recurso no manejo da dor lombar.[8,12,31]

A dor lombar crônica pode ser efetivamente tratada com terapia por FBM e exercícios.[8,12,32,33] Tem sido reportado que a FBM pode ser utilizada em combinação com o exercício para efetivamente reduzir a dor lombar crônica a curto prazo.[34,35] Adicionalmente, a FBM promove reparo tecidual e pode ajudar na reabilitação física e culminar na resolução do problema musculoesquelético a longo prazo.[12,36]

As diretrizes do American College of Physicians incluem uma "forte recomendação" para o uso da FBM como um tratamento não invasivo para dor lombar aguda, subaguda e crônica.[37,38] **FBM é fortemente recomendada para pacientes com dor lombar crônica** (veja recomendação 2). Seguem no Quadro 13-3 as recomendações no formato original.

Recentemente a FBM tem sido amplamente utilizada para aliviar a dor causada por diferentes distúrbios musculoesqueléticos, e uma revisão sistemática sobre o tema demonstrou que a **FBM é um método eficaz para aliviar a dor** em pacientes com dor lombar crônica inespecífica. Entretanto ainda faltam evidências que sustentem o efeito da FBM sobre o ganho de amplitude de movimento e na função, mas o efeito positivo já vem sendo demonstrado por vários estudos.[39]

O Quadro 13-4 demonstra os estudos apresentados na revisão sistemática de Huang *et al*,[39] com comprimento de onda utilizado, modelo e marca do *laser*, tempo de tratamento, número de sessões, número de sessões por semana, modo de aplicação contínuo, densidade de energia e energia por ponto por sessão. Cabe aqui ressaltar que estes estudos podem guiar a escolha dos parâmetros a serem adotados na aplicação da FBM para dor lombar, visto que os estudos demonstraram melhora da dor com os parâmetros adotados. Todos os estudos utilizaram o comprimento de onda acima de 800 nm, o que, nas lesões musculoesqueléticas, faz-se necessário por causa da profundidade do tecido-alvo a ser tratado.

O Quadro 13-5 apresenta exemplos de aplicação da FBM nas desordens musculoesqueléticas do complexo lombopélvico-quadril.

Quadro 13-3. Recomendações da FBM segundo o *American College of Physicians*

"**Recommendation 1:** Given that most patients with acute or subacute low back pain improve over time regardless of treatment, clinicians and patients should select nonpharmacologic treatment with superficial heat (moderate-quality evidence), massage, acupuncture, or spinal manipulation (low-quality evidence). If pharmacologic treatment is desired, clinicians and patients should select nonsteroidal anti-inflammatory drugs or skeletal muscle relaxants (moderate-quality evidence). (Grade: Strong recommendation)"

"**Recommendation 2:** For patients with chronic low back pain, clinicians and patients should initially select nonpharmacologic treatment with exercise, multidisciplinary rehabilitation, acupuncture, mindfulness-based stress reduction (moderate-quality evidence), tai chi, yoga, motor control exercise, progressive relaxation, electromyography biofeedback**, low-level laser therapy**, operant therapy, cognitive behavioral therapy, or spinal manipulation (low-quality evidence). **(Grade: Strong recommendation)**"

"**Recommendation 3:** In patients with chronic low back pain who have had an inadequate response to nonpharmacologic therapy, clinicians and patients should consider pharmacologic treatment with nonsteroidal anti-inflammatory drugs as first-line therapy, or tramadol or duloxetine as second-line therapy. Clinicians should only consider opioids as an option in patients who have failed the aforementioned treatments and only if the potential benefits outweigh the risks for individual patients and after a discussion of known risks and realistic benefits with patients. (Grade: weak recommendation moderate-quality evidence)"

Qaseem *et al.*, 2017.[38]

Quadro 13-4. Exemplos de Estudos que Utilizaram a FBM com Diferentes Comprimentos de Onda, Marca, Tempo de Aplicação, Potência do *Laser* e Densidade de Energia

Estudo	FBM (Tipo de *Laser*)	Modelo ou Marca	Tempo de Tratamento/ Nº de Sessões/ Nº de Sessões por Semana	*Laser* Contínuo	Densidade de Energia (J/cm²)	Energia (J/ponto por Sessão)
Klein and Eek 1990	GaAs 904 nm	Omniprobe	20 m/12/3	20 W	1,3	1,3
Soriano and Rios 1998	GaAs 904 nm	NA	NA/10/5	40 mW	4	$6*10^{-6}$
Basford et al. 1999	Nd: YAG 1060 nm	NA	12 m/12/3	542 mW	239,3	48,78
Gur et al. 2003	GaAs 904 nm	Class IIIb Laser Product	30 m/20/5	4,2 mW	1	1
Djavid et al. 2007	GaAlAs 810 nm	NA	20 m/12/2	50 mW	27	5,9697
Vallone et al. 2014	GaAlAs 980 nm	Leonardo Bio	6 m/9/3	20 W	37.5	1200
Hsieh et al. 2014	GaAlAs 890 nm	Anodyne	40 m/6/3	780 mW	10.4	NA

m = minutos, n = número de sessões, mW = miliwatts, w = watts.
Adaptado e traduzido de Huang et al., 2015.[39]

DESORDENS MUSCULOESQUELÉTICAS DO COMPLEXO LOMBOPÉLVICO-QUADRIL

Quadro 13-5. Aplicação da FBM na Região Lombar/Sacral e Região do Músculo Piriforme

FBM – Aplicação na Região Lombar/Sacral

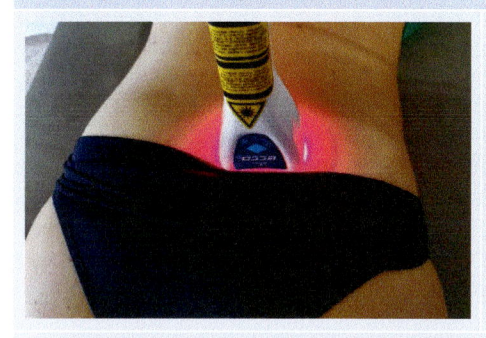

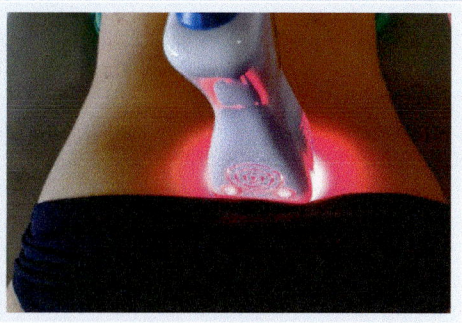

FBM (Equipameento de *laser*/LED da marca ECCO, Cluster Dual, *laser* vermelho 660 nm: 100 mW + *Laser* infravermelho 808 nm: 120 mw – Potência Total 220 mW.

Para esta região é sugerido: utilizar *laser* infravermelho (acima de 800 nm) ou associar *laser* vermelho e infravemelho; sugere-se doses acima de 6 Jaules por ponto.

FBM Aplicação na Região do Músculo Piriforme (Síndrome do Piriforme, por exemplo)

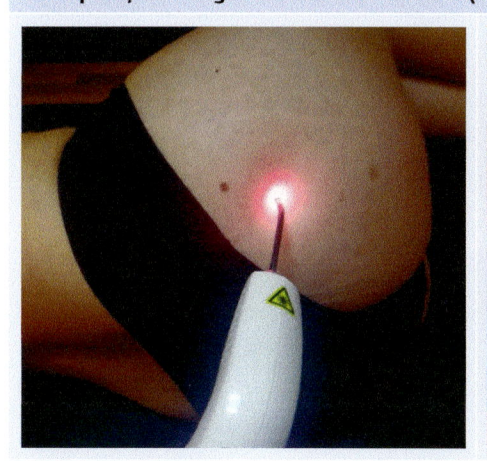

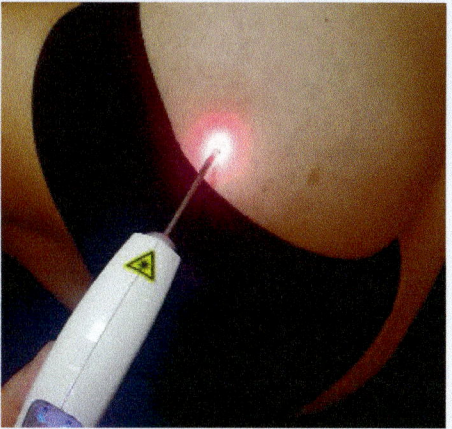

Equipamento utilizado na foto acima: *Laser* DMC Therapy EC, comprimento de onda *laser* infravermelho: 808nm (± 10), potência útil do emissor *laser* infravermelho: 100 mW (± 20).

Para esta região é sugerido: utilizar *laser* infravermelho (acima de 800 nm), dado o tecido-alvo em questão, músculo piriforme, a dose depende da potência de equipamento.

Nas **lesões musculoesqueléticas** que apresentam **dor e inflamação** (tendinites, tendinopatias, bursite e espasmo muscular) a FBM é indicada e comprimentos de onda maiores são necessários para atingir o tecido-alvo em questão, para tanto recomenda-se o uso de ***laser*** **infravermelho (acima de 800 nm).** Verificar a potência do emissor para determinar a dose a ser aplicada conforme o tecido-alvo. Veja o **Quadro 13-10**.

Dor no Quadril

A dor no quadril pode estar relacionada com várias disfunções de qualquer uma das estruturas que compõem esta articulação. A dor pode estar presente na região posterior da pelve, articulação sacroilíaca, região inguinal, região do trocânter maior do fêmur, região glútea, entre outras. A dor no quadril pode ser decorrente de osteoartrite, necrose avascular da cabeça do fêmur, lesão do lábio acetabular (*labrum*), fratura,[40] alterações congênitas de quadril – displasia de quadril,[41] impacto femoroacetabular,[42] bursite, tendinopatias, lesões musculares, câncer, etc.[17] As lesões do quadril são divididas em intra e extra-articular, conforme a localização da lesão. As lesões articulares estão relacionadas com aspectos morfológicos da articulação (displasia de quadril ou síndrome do impacto femoroacetabular), já as lesões extra-articulares incluem, por exemplo, tendinopatias glúteas[43] e síndrome do piriforme.[44,45] O Quadro 13-6 apresenta diferentes aplicações em lesões musculoesqueléticas.

Dentre as principais causas de dor musculoesquelética é possível destacar a osteoartrite, descrita a seguir.

Quadro 13-6. Aplicação da FBM na Região Isquiática, Região do Trocânter Maior do Fêmur e Púbis

FBM – Aplicação na região isquiática (bursite isquiática, por exemplo), diferentes aplicadores	
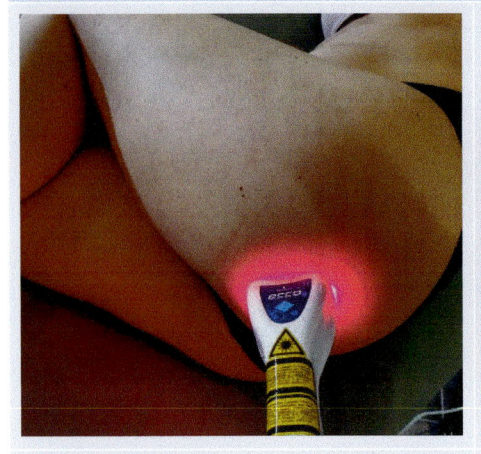 FBM (Equipamento de *laser*/LED da marca ECCO, Cluster Dual, *laser* vermelho 660 nm: 100 mW + *Laser* infravermelho 808 nm: 120 mw – Potência Total 220 mW.	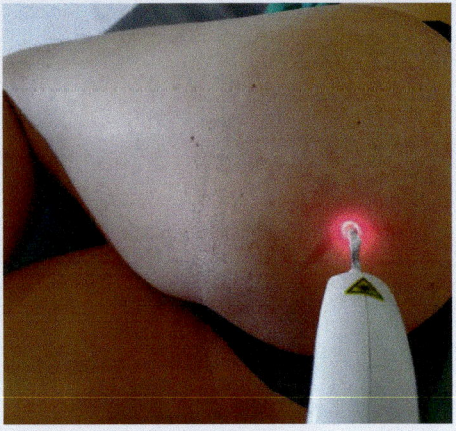 Equipamento utilizado na foto acima: *Laser* DMC Therapy EC, comprimento de onda *laser* infravermelho: 808nm (± 10), potência útil do emissor *laser* infravermelho: 100 mW (± 20).

(Continua.)

Quadro 13-6. *(Cont.)* Aplicação da FBM na Região Isquiática, Região do Trocânter Maior do Fêmur e Púbis

FBM Aplicação na Região do Trocânter Maior do Fêmur (bursite trocanteriana)

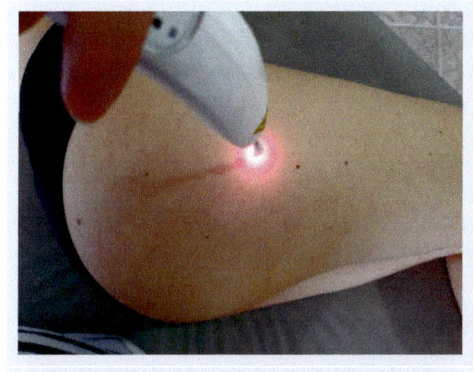

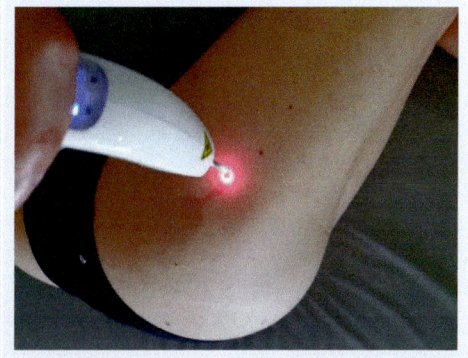

Equipamento utilizado na foto acima: *Laser* DMC Therapy EC, comprimento de onda *laser* infravermelho: 808 nm (± 10), potência útil do emissor *laser* infravermelho: 100 mW (± 20).

FBM Aplicação na região do Púbis (pubeíte, pubalgia)

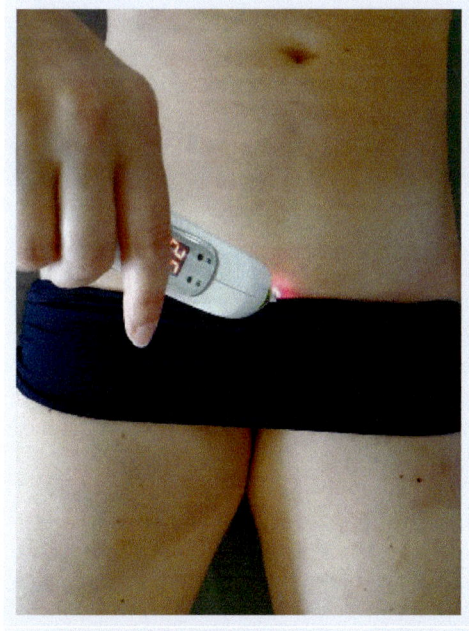

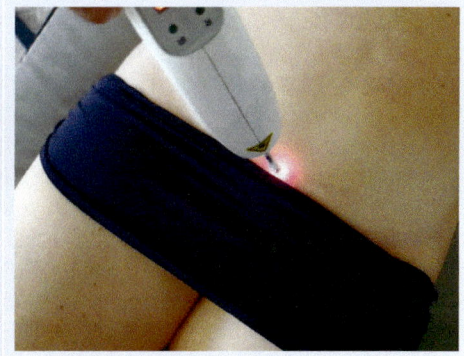

Equipamento utilizado na foto acima: *Laser* DMC Therapy EC, comprimento de onda *laser* infravermelho: 808 nm (± 10), potência útil do emissor *laser* infravermelho: 100 mW (± 20).

Nas lesões musculoesqueléticas que apresentam dor e inflamação (tendinites, tendinopatias, bursite e espasmo muscular) a FBM é indicada e comprimentos de onda maiores são necessários para atingir o tecido-alvo em questão, para tanto se recomenda o uso de *laser* infravermelho (acima de 800 nm). Verificar a potência do emissor para determinar a dose a ser aplicada conforme o tecido-alvo. Veja o **Quadro 13-10.**

Osteoartrite

A osteoartrite (OA) atualmente é uma das doenças crônicas degenerativas mais frequentes. Sua prevalência e incidência têm aumentado com a expectativa de vida da população. A OA é uma condição progressiva e interfere na função e qualidade de vida.[46] Clinicamente a OA é caracterizada pela dor articular, sensibilidade local, crepitação, rigidez e limitação de movimento articular com sinais de inflamação de graus variáveis e derrame articular ocasionalmente.[46] Na OA, mecanismos periféricos e centrais de regulação da dor estão envolvidos, entretanto não ocorre somente em consequência das alterações estruturais.[47]

A FBM é uma opção para compor o tratamento da OA,[48] apesar de mais pesquisas científicas sobre o assunto ainda serem necessárias. Estudos demonstraram efeitos na atenuação da dor e efeitos de modulação do processo inflamatórios no sistema musculoesquelético com o uso da FBM.[49]

Pesquisas em modelos animais utilizando a FBM para controle da inflamação têm aumentado nos últimos anos, com o objetivo de entender os mecanismos e vias celulares envolvidas na ação de modulação do processo inflamatório da FBM. Até o momento foi observada evidência científica na redução do edema local, redução dos marcadores de estresse oxidativo e citocinas pró-inflamatórias, e, ainda, parece haver efeitos sistêmicos benéficos com a aplicação da luz que necessitam de mais estudos.[50]

A revisão sistemática de Clijsen *et al.*[31] apresentou evidências sobre a eficácia da FBM na redução da dor nas lesões musculoesqueléticas, como síndrome subacromial, OA de joelho, dor lombar crônica, artrite reumatoide e síndrome do túnel do carpo.[31] A FBM associada ao exercício também demonstrou ser efetiva no tratamento da dor lombar crônica.[33,50]

Os efeitos analgésico e modulador do inflamatório promovidos pela FBM têm sido demonstrados em estudos experimentais e clínicos. Dima *et al*[51] avaliaram o efeito da FBM como agente não farmacológico no controle da dor aguda, subaguda e crônica, e na OA como estratégia complementar na prática clínica. O efeito da FBM na redução da dor aguda ocorre provavelmente em virtude da redução dos níveis de marcadores bioquímicos e estresse oxidativo, formação de edema e hemorragia.[51]

Segundo Stemberger R e Kerschan-Schindl,[52] a FBM pode ser recomendada como recurso adjuvante para tratamento da OA de joelho. Alfredo *et al*[53] demonstraram que a FBM associada ao exercício promove efetiva redução da dor, melhora a função e as atividades de vida diária (AVDs) em pessoas com OA de joelho, e também melhora a microcirculação da área irradiada.[54] Dessa forma, acredita-se que, na OA de quadril, o paciente possa ser beneficiado com o uso da FBM.[36,53]

Quando não há sucesso no tratamento conservador para OA de quadril, faz-se necessário o tratamento cirúrgico, a artroplastia do quadril, total ou parcial, e a aplicação da FBM no pós-operatório promove efetivo reparo tecidual e modula o processo inflamatório, além de promover alívio da dor (Quadro 13-7).[55]

A OA acomete as articulações móveis do corpo, caracterizada por estresse celular e degradação da matriz extracelular iniciada por micro e macrolesões adaptativas frente a um processo inflamatório. A doença manifesta-se primeiro como um desarranjo molecular (metabolismo anormal do tecido articular) seguido por desarranjos anatômicos e/ou fisiológicos (caracterizados por degradação da cartilagem, remodelação óssea, formação de osteófitos, inflamação articular e perda da função articular normal), que podem culminar na doença. (ORSI – Osteoarthrits Research Society International – Osteoarthritis Cartilage. 2015) (Quadros 13-8 e 13-9).

Quadro 13-7. Exemplo de Caso Clínico – Aplicação da FBM no Quadril

Case Report – Caso Clínico
FBM – Parâmetros utilizados por Langella *et al.*, 2018,[55] no pós-operatório de artroplastia de quadril
Equipamento Utilizado – PMB: *"PainAway/PainCure Laser™"*
Cluster: 9 diodos (905 nm, 2,7 mW de potência, 8,5 W de pico de energia e 0,81 J de dose por diodo); 4 LEDs vermelho (640 nm, 15 mW de potência, 4,5 J de dose/diodo); 4 LEDs infravermelho (875 nm, 17,5 mW de potência, 5,25 J de dose/ diodo);
Tempo total de irradiação (total): 300 s
Energia total liberada: 39,8 J
Local de aplicação da FBM, 5 pontos de aplicação, círculos brancos, OA longo da cicatriz cirúrgica do quadril, com distância de 2 cm entre cada ponto (Langella *et al.*, 2018)[55]
FBM foi efetiva na redução da intensidade da dor e inflamação no pós-operatório de artroplastia total de quadril.

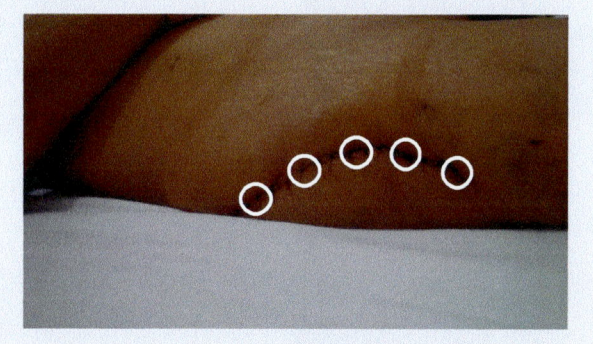

Quadro 13-8. Exemplo de Caso Clínico – Aplicação da FBM na OA quadril

Case Report: **Caso Clínico**	
Osteoartrite. Articulação do quadril antes da Irradiação Após 1 mês de aplicação de LLLT. Mulher de 42 anos de idade	Asagai *et al.*, 2010, aplicaram a FBM em pacientes com osteoartrite de quadril: o paciente apresentava artralgia (dor articular) intensa e as demais características radiográficas de OA (redução de espaço articular, alteração do osso subcondral, osteófitos, etc.). O paciente recebeu tratamento similar ao aplicado nos casos de *Leg Calve Perthes*, 3 semanas de tração no leito, um mês de reabilitação com foco no reforço muscular. Como resultado houve aumento do espaço articular, melhora da amplitude de movimento e redução da dor. Os pesquisadores acreditam que a aplicação da FBM reduziu a tensão muscular ao redor da articulação do quadril em resposta a aumento do fluxo sanguíneo local (Asagai et al., 2010).[13]

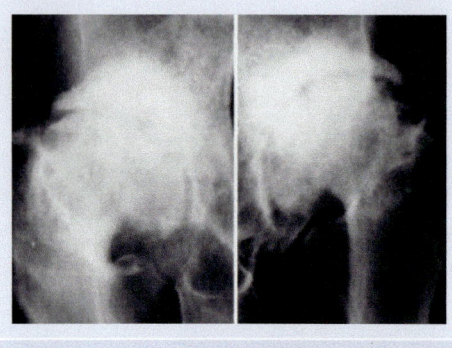

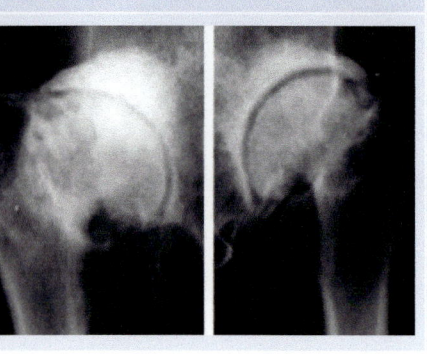

Quadro 13-9. Exemplo de Caso Clínico – Aplicação da FBM no Quadril

Case Report: **Caso Clínico**

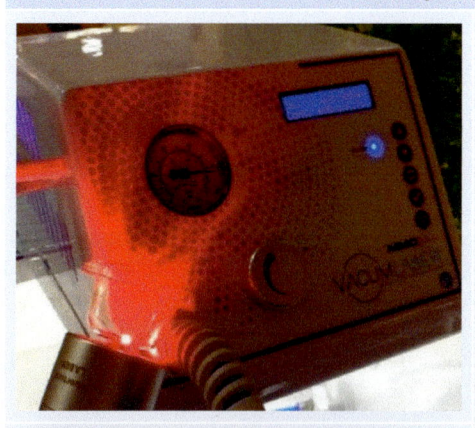

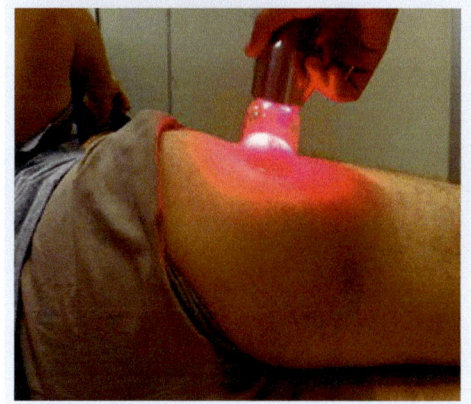

Disfunção do quadril após impacto femoral com uso de endoprótese por longo período ("*Hip Dysfunction After Long-Term Impact of Femoral Endoprosthesis*")
Indivíduo do sexo masculino, 42 anos de idade, sobrepeso, apresenta disfunção do quadril e dor. Histórico de trauma há 16 anos, queda da bicicleta e fratura do fêmur direito. Aos 31 anos de idade realizou a cirurgia de substituição femoral por endoprótese. Relatou dor constante na região da cirurgia, apresentando compensação de movimento, marcha alterada e uso de bengala. Não pratica atividades físicas e não utiliza analgésicos. Protocolo clínico de tratamento: FBM (*laser*): radiação vermelha e infravermelha, 100 mV de potência média, modo sem contato simultâneo à sucção. A terapia a vácuo foi realizada em 3 pontos da articulação do quadril em modo contínuo com pressão de -150 mbar por 3 minutos, associado a 3 pontos na região lateral da coxa, no modo pulsado (50 pulsos por minuto) com pressão de -150 mbar por 3 minutos e, em seguida, no modo varredura, deslizando a peça manual na direção das fibras musculares por 5 minutos com pressão de -100 mbar. Após o tratamento o paciente apresentou alívio da dor (de 8 para 0 na EVA), parou de usar a bengala e teve aumento da ADM dos movimentos do quadril, que já era boa antes do tratamento.

Fonte: Lopes et al., 2019.[56]
Grupo de Óptica "Milton Ferreira de Souza" Instituto de Física de São Carlos, Universidade de São Paulo. https://www2.ifsc.usp.br/portal-ifsc/grupo-de-optica/?rowid_grupo=21

Dúvida Frequente
A FBM pode ser aplicada em regiões de implantes metálicos?
Como a FBM é um recurso de Fototerapia – Luz, não promove calor profundo e não oferece risco para aplicação nestas regiões.

Os efeitos terapêuticos da FBM dependem de fatores importantes, como:[39]

- O comprimento de onda, densidade de energia, o número e duração das sessões de tratamento afetam o efeito terapêutico da FBM.
- O comprimento de onda é considerado um parâmetro essencial para os desfechos benéficos da FBM, e é o comprimento de onda que determina a **habilidade do *laser* de penetrar nos tecidos**. Comprimentos de onda em uma faixa de 700-1.000 nm são mais frequentemente usados para tratar tecidos profundos em razão da **profundidade** de penetração da luz.

- A FBM é tempo-dependente, ou seja, o tempo de aplicação também influencia no efeito terapêutico desejado.

Para ser preciso e completo, o tratamento das lesões musculoesqueléticas com FBM deve incluir:[8]

- Área de tratamento, profundidade do tecido-alvo, área irradiada a cada ponto.
- Parâmetro da FBM: comprimento de onda, estrutura do pulso, intensidade, pico de potência, duração e frequência do tratamento.
- Dose (J/cm^2) – energia total depositada no tecido tratado, energia óptica absorvida.

No Quadro 13-10 estão descritas as Recomendação do Uso da FBM segundo World Association for PhotobiomoduLation Therapy,[57] mencionadas aqui somente as alterações musculoesqueléticas do complexo lombopélvico-quadril.

Quadro 13-10. Recomendação do Uso da FBM segundo World Association for PhotobiomoduLation Therapy

Fotobiomodulação nas Desordens Musculoesqueléticas – Complexo Lombopélvico-Quadril			
Comprimento de Onda	904 nm GaAs *Lasers*		780 – 860nm GaAlAs *Lasers*
Modo Potência Tempo de aplicação	Contínuo ou pulsado Potência média de saída: 5-500 mW Tempo de irradiação: 20 a 300 segundos		Potência – pico de saída: > 1 Watt Potência – média de saída: > 5 mW Densidade de potência > 5 mW/cm^2; Tempo de irradiação: 30 a 600 segundos
Região Lombar (AO)	4 pontos ou cm^2	4 J	4 a 8 pontos ou cm^2 / 16 J (mínimo de 4 J por ponto)
Região do Quadril (AO)	2 pontos ou cm^2	4 J (mínimo de 2 J por ponto)	2 a 4 pontos ou cm^2 / 12 J (mínimo de 6 J por ponto)
Região de Trocânter Maior do Fêmur	2 a 3 pontos por minuto	2 minutos dose total	2 a 4 pontos ou cm^2 / 8 J
Região do Trato Iliotibial	2 a 3 pontos por minuto	2 minutos dose total (máximo 100 mW/cm^2)	1 a 2 pontos ou cm^2 / 4 J (máximo 100 mW/cm^2)

O tratamento deve ser realizado em dias alternados por 3 a 4 semanas.
A irradiação deve cobrir a maior parte do tecido lesionado (tendão/sinóvia), com distância de 1 a 2 cm entre os pontos.
A dose (energia) de início pode obedecer à tabela acima e, quando o processo inflamatório estiver controlado, reduzir 30% da energia.
A janela terapêutica tem variação de ± 50%; doses fora desta janela não são recomendadas.
As doses descritas acima são recomendadas para os tipos de pele branca/caucasiana, com base em resultados de diversos estudos. Peles com mais melanina ou melanócitos, a dose/energia deve ser ajustada, reduzir a dose de aplicação (World Association for PhotobiomoduLation Therapy – WALT-2010).[57]
As informações acima estão sujeitas a modificações visto o grande número de estudos com FBM.

Fonte: WALT, 2010.[57]
Link 904 nm:
https://waltza.co.za/wp-content/uploads/2012/08/Dose_table_904nm_for_Low_Level_Laser_Therapy_WALT-2010.pdf
Link 780 - 860nm:
https://waltza.co.za/wp-content/uploads/2012/08/Dose_table_780-860nm_for_Low_Level_Laser_Therapy_WALT-2010.pdf

Quadro 13-11. Exemplos de Aplicação da FBM

FBM nas Desordens Musculoesqueléticas do Complexo Lombopélvico-Quadril	
Ação da FBM	**Exemplos**
Dor nociceptiva e neuropática	Dor isquiática – dor irradiada
Inflamação	Tendinite, bursite, trauma, osteoartrite,
Edema	Osteoartrite, trauma,
Espasmo muscular	Síndrome do piriforme
Cicatriz pós-operatória	Pós-operatório
Desempenho muscular	Atividade física
Reparo tecidual (ossos, tendões, feridas)	Fratura, ruptura de tendão, ferida pós-operatória
Reparo muscular	Trauma, distensão, ruptura

Um resumo é apresentado no Quadro 13-11.

Muitas lesões musculoesqueléticas têm características semelhantes, como dor, edema, inflamação, lesão tecidual e espasmo muscular. Como até o momento não se tem estudos com a FBM sobre cada uma das lesões específicas no complexo lombopélvico-quadril, sugere-se o uso da FBM conforme os seus efeitos sobre a dor,[11] edema, inflamação, espasmo, reparo tecidual, cicatrização, e até sobre o desempenho muscular e recuperação pós-exercício. A Figura 13-5 demonstra que quase todos os tecidos ou órgãos do corpo podem receber a emissão da luz-FBM e podem ser beneficiados pelo uso da FBM.[6]

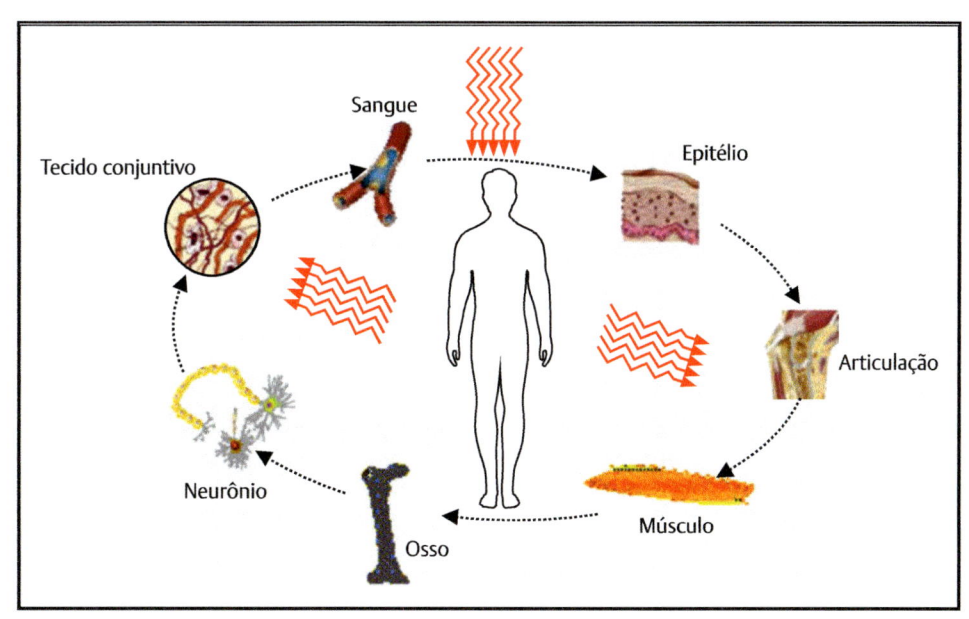

Fig. 13-5. Os efeitos benéficos da FBM nos tecidos podem incluir quase todos os tecidos e órgãos do corpo. (Traduzida e adaptada de Huang et al., 2009.)[6]

"A FBM pode ser utilizada no tratamento de situações agudas e crônicas de várias doenças, lesões. A FBM pode aumentar a neovascularização, promover angiogênese e aumentar a síntese de colágeno em feridas, por exemplo. Promove reparo tecidual, inclusive em tecidos profundos como nervos, tendões, cartilagem, ossos e órgãos internos. A FBM pode reduzir a dor, inflamação e edema causado por lesões, processos degenerativos e doenças autoimunes. Efeitos da FBM no reparo tecidual após lesão ou isquemia em tecido muscular esquelético e cardíaco têm sido reportados em modelos animais."
Huang et al, 2009.[6]

No Quadro 13-12 segue a descrição de parâmetros de irradiação e dose segundo De Freitas & Hamblin.[2]

> **Atenção!**
> Tanto o paciente quanto o fisioterapeuta devem usar os óculos de proteção.

Quadro 13-12. Parâmetros de Irradiação e Dose

Descrição de Parâmetros de Irradiação		
Parâmetros de Irradiação	**Unidade de Medida**	**Descrição**
Comprimento de onda	nm	A luz é uma forma de energia eletromagnética com comportamento ondulatório. Seu comprimento de onda é medido em nanômetros
Irradiação	W/cm^2	Também pode ser chamado de Densidade de Potência ou Intensidade, e corresponde à potência (W) dividida pela área (cm^2)
Estrutura do pulso	Potência Pico (W) Frequência de Pulso (Hz) Largura de Pulso (s) Ciclo de trabalho (%)	Se o feixe for pulsado, a potência deve ser chamada de potência média, que é calculada da seguinte forma: potência média (W) = potência de pico (W) × largura (s) de pulso × frequência de pulso (Hz)
Coerência	Depende da largura do espectro	A luz coerente produz o espectro de ação do *laser*, que tem um papel importante na interação da FBM com células e organismos
Polarização	Linear ou circular	A luz polarizada é conhecida por perder sua polaridade em meios de alta dispersão, como tecidos biológicos, portanto, essa propriedade não é frequentemente considerada nos efeitos do FBM

(Continua.)

Quadro 13-12. *(Cont.)* Parâmetros de Irradiação e Dose

Parâmetros de Irradiação	Descrição de Parâmetros de Dose	
	Unidade de Medida	Descrição
Energia	Joules (J)	Não pode ser confundido com dose, pois pressupõe reciprocidade (a relação inversa entre potência e tempo). É calculada como: Energia (J) = Potência (W) × Tempo (s)
Densidade de energia	J/cm²	Este é um descritor importante de dose, mas não pode ser confiável quando consideramos que assume uma relação de reciprocidade entre irradiação e tempo
Tempo de irradiação	Segundos (s)	Possivelmente a melhor forma de prescrever e registrar a FBM seria definir parâmetros: comprimento de onda, irradiação, estrutura do pulso e coerência e, a seguir, definir o tempo de irradiação como a "dose" real
Intervalo de tratamento	Horas, dias, semanas	Intervalos de tempo diferentes podem resultar em resultados diferentes

De Freitas & Hamblin, 2016.[2]

REFERÊNCIAS BIBLIOGRÁFICAS

1. Gáspár L. Professor Endre Mester, The father of Photobiomodulation. J Laster Dent. 2009;17(3):146-8.
2. de Freitas LF, Hamblin MR. Proposed mechanisms of photobiomodulation or low-level light therapy. IEEE J Sel Top Quantum Electron. 2016;22(3):7000417.
3. Chung H, Dai T, Sharma SK, Huang YY, Carroll JD, Hamblin MR. The nuts and bolts of low-level laser (light) therapy. Ann Biomed Eng. 2012 Feb;40(2):516-33.
4. Karu TI, Kolyakov SF. Exact action spectra for cellular responses relevant to phototherapy. Photomed Laser Surg. 2005 Aug;23(4):355-61.
5. Sutherland JC. Biological effects of polychromatic light. Photochem Photobiol. 2002 Aug;76(2):164-70.
6. Huang YY, Chen ACH, Carroll JD, Hamblin MR. Biphasic dose response in low level lighttherapy. Dose Response. 2009;7(4):358-83.
7. Bjordal JM. Low level laser therapy (LLLT) and World Association for Laser Therapy (WALT) dosage recommendations. Photomed Laser Surg. 2012 Feb;30(2):61-2.
8. Gendron DJ, Hamblin MR. Applications of Photobiomodulation Therapy to Musculoskeletal Disorders and Osteoarthritis with Particular Relevance to Canada. Photobiomodul Photomed Laser Surg. 2019 Jul;37(7):408-20.
9. Mandel A, Hamblin MR. A renaissance in low-level laser (light) therapy – LLLT, Photonics & Lasers in Medicine, 2012;1(4):231-4.
10. Hamblin MR, De Sousa MVP, Agrawal T. (Eds) Handbook of Low-Level Laser Therapy. Singapore: Pan Stanford Publishing, 2017.
11. Cotler HB, Chow RT, Hamblin MR, Carroll J. The Use of Low Level Laser Therapy (LLLT) For Musculoskeletal Pain. MOJ Orthop Rheumatol. 2015;2(5):00068.
12. Tomazoni SS, Costa LOP, Joensen J, Stausholm MB, Naterstad IF, Leal-Junior ECP, Bjordal JM. Effects of photobiomodulation therapy on inflammatory mediators in patients with chronic non-specific low back pain: Protocol for a randomized placebo-controlled trial. Medicine (Baltimore). 2019;98(15):e15177.

13. Asagai Y, Yamamoto K, Ohshiro T. Application of low-level laser therapy to orthopedic diseases and evaluation of its optical characteristics. Laser Therapy. 2010;19(2):79-88.
14. Ficke J, Byerly DW. Anatomy, Bony Pelvis and Lower Limb, Foot. In: StatPearls [Internet]. Treasure Island (FL): StatPearls Publishing; 2020 Jan-. Disponível em: https://www.ncbi.nlm.nih.gov/books/NBK546698/.
15. Gold M, Bhimji SS. Anatomy, Lower Limb, Hip Joint. [Updated 2017 Dec 4]. StatPearls [Internet]. Disponível em: https://www.ncbi.nlm.nih.gov/books/NBK470555.
16. Bradley MH, Rawlins A, Brinker CA. Physical Therapy Treatment of Pelvic Pain. Phys Med Rehabil Clin N Am. 2017 Aug;28(3):589-601.
17. Prather H, Camacho-Soto A. Musculoskeletal etiologies of pelvic pain. Obstet Gynecol Clin North Am. 2014 Sep;41(3):433-42.
18. Tu FF, As-Sanie S, Steege JF. Prevalence of pelvic musculoskeletal disorders in a female chronic pelvic pain clinic. J Reprod Med. 2006 Mar;51(3):185-9.
19. Vural M. Pelvic pain rehabilitation. Turk J Phys Med Rehabil. 2018;64(4):291-9.
20. Srinivasa NR, Carr DB, Cohen M, Finnerup NB, Flor H, Gibson S, et al. Definição revisada de dor pela Associação Internacional para o Estudo da Dor: conceitos, desafios e compromissos. IASP, 2020, p. 1-8.
21. Chow RT. Low-Level Laser Therapy of Pain: Clinical Applications. In: Hamblin MR, De Sousa MVP, Agrawal T. (Eds) Handbook of Low-Level Laser Therapy. Singapore: Pan Stanford Publishing, 2017.
22. Koes BW, van Tulder MW, Peul WC. Diagnosis and treatment of sciatica. BMJ. 2007 Jun 23;334(7607):1313-7.
23. Gyang A, Hartman M, Lamvu G. Musculoskeletal causes of chronic pelvic pain: what a gynecologist should know. Obstet Gynecol. 2013 Mar;121(3):645-50.
24. Le PU, Fitzgerald CM. Pelvic Pain: An Overview. Phys Med Rehabil Clin N Am. 2017 Aug;28(3):449-54.
25. Foster NE, Anema JR, Cherkin D, Chou R, Cohen SP, Gross DP, et al. Prevention and treatment of low back pain: evidence, challenges, and promising directions. Lancet. 2018 Jun 9;391(10137):2368-83.
26. Patrick N, Emanski E, Knaub MA. Acute and chronic low back pain. Med Clin North Am. 2014 Jul;98(4):777-89, xii.
27. Vos T, Flaxman AD, Naghavi M, Lozano R, Michaud C, Ezzati M, et al. Years lived with disability (YLDs) for 1160 sequelae of 289 diseases and injuries 1990-2010: a systematic analysis for the Global Burden of Disease Study 2010. Lancet. 2012 Dec 15;380(9859):2163-96.
28. Yamato TP, Maher CG, Saragiotto BT, Hancock MJ, Ostelo RW, Cabral CM, Menezes Costa LC, Costa LO. Pilates for low back pain. Cochrane Database Syst Rev. 2015 Jul 2;(7):CD010265.
29. Siqueira FB, Teixeira-Salmela LF, Magalhaes LC. Análise das propriedades psicométricas da versão brasileira da escala tampa de cinesiofobia. Acta Ortop Bras. 2007;15(1):19-24.
30. Hartvigsen J, Hancock MJ, Kongsted A, Louw Q, Ferreira ML, Genevay S, et al. What low back pain is and why we need to pay attention. Lancet. 2018 Jun 9;391(10137):2356-67.
31. Clijsen R, Brunner A, Barbero M, Clarys P, Taeymans J. Effects of low-level laser therapy on pain in patients with musculoskeletal disorders: a systematic review and meta-analysis. Eur J Phys Rehabil Med. 2017 Aug;53(4):603-10.
32. Alayat MS, Atya AM, Ali MM, Shosha TM. Long-term effect of high-intensity laser therapy in the treatment of patients with chronic low back pain: a randomized blinded placebo-controlled trial. Lasers Med Sci. 2014 May;29(3):1065-73.
33. Vallone F, Benedicenti S, Sorrenti E, Schiavetti I, Angiero F. Effect of diode laser in the treatment of patients with nonspecific chronic low back pain: a randomized controlled trial. Photomed Laser Surg. 2014 Sep;32(9):490-4.
34. Djavid GE, Mehrdad R, Ghasemi M, Hasan-Zadeh H, Sotoodeh-Manesh A, Pouryaghoub G. In chronic low back pain, low level laser therapy combined with exercise is more beneficial than exercise alone in the long term: a randomised trial. Aust J Physiother. 2007;53(3):155-60.

35. Gendron DJ, Ménage AR. Photobiomodulation (PBM) with 20 W at 640 nm: pre-clinical results and propagation model. 2017:100480K. 10.1117/12.2270417.
36. Fukuda VO, Fukuda TY, Guimarães M, Shiwa S, Del Cor De Lima B, Martins RABL, et al. Eficácia a curto prazo do laser de baixa intensidade em pacientes com osteoartrite do joelho: Ensaio clínico aleatório, placebo-controlado e duplo-cego. Rev Bras Ortop. 2011;46(5):526-33.
37. Konstantinovic LM, Kanjuh ZM, Milovanovic AN, Cutovic MR, Djurovic AG, Savic VG, Dragin AS, Milovanovic ND. Acute low back pain with radiculopathy: a double-blind, randomized, placebo-controlled study. Photomed Laser Surg. 2010 Aug;28(4):553-60.
38. Qaseem A, Wilt TJ, McLean RM, Forciea MA. Noninvasive Treatments for Acute, Subacute, and Chronic Low Back Pain: A Clinical Practice Guideline From the American College of Physicians. Ann Intern Med. 2017 Apr 4;166(7):514-30.
39. Huang Z, Ma J, Chen J, Shen B, Pei F, Kraus VB. The effectiveness of low-level laser therapy for nonspecific chronic low back pain: a systematic review and meta-analysis. Arthritis Res Ther. 2015 Dec 15;17:360.
40. McCarthy J, Noble P, Aluisio FV, Schuck M, Wright J, Lee JA. Anatomy, pathologic features, and treatment of acetabular labral tears. Clin Orthop Relat Res. 2003 Jan;(406):38-47.
41. Nunley RM, Prather H, Hunt D, Schoenecker PL, Clohisy JC. Clinical presentation of symptomatic acetabular dysplasia in skeletally mature patients. J Bone Joint Surg Am. 2011 May;93 Suppl 2:17-21.
42. Diamond LE, Dobson FL, Bennell KL, Wrigley TV, Hodges PW, Hinman RS. Physical impairments and activity limitations in people with femoroacetabular impingement: a systematic review. Br J Sports Med. 2015 Feb;49(4):230-42.
43. Lequesne M, Mathieu P, Vuillemin-Bodaghi V, Bard H, Djian P. Gluteal tendinopathy in refractory greater trochanter pain syndrome: diagnostic value of two clinical tests. Arthritis Rheum. 2008 Feb 15;59(2):241-6.
44. Hopayian K, Danielyan A. Four symptoms define the piriformis syndrome: an updated systematic review of its clinical features. Eur J Orthop Surg Traumatol. 2018 Feb;28(2):155-64.
45. Reiman MP, Mather RC 3rd, Cook CE. Physical examination tests for hip dysfunction and injury. Br J Sports Med. 2015 Mar;49(6):357-61.
46. Pereira D, Ramos E, Branco J. Osteoarthritis. Acta Med Port. 2015 Jan-Feb;28(1):99-106.
47. Rothschild BM. Principles of Osteoarthritis- Its Definition, Character, Derivation and Modality-Related Recognition. IntechOpen, 2012. DOI:10.5772/1487.
48. Brosseau L, Robinson V, Wells G, Debie R, Gam A, Harman K, et al. Low level laser therapy (Classes I, II and III) for treating rheumatoid arthritis. Cochrane Database Syst Rev. 2005;(4):CD002049.
49. Brosseau L, Welch V, Wells G, Tugwell P, de Bie R, Gam A, et al. Low level laser therapy for osteoarthritis and rheumatoid arthritis: a metaanalysis. J Rheumatol. 2000;27(8):1961-9.
50. Hamblin MR. Mechanisms and applications of the anti-inflammatory effects of photobiomodulation. AIMS Biophys. 2017;4(3):337-61.
51. Dima R, Tieppo Francio V, Towery C, Davani S. Review of Literature on Low-level Laser Therapy Benefits for Nonpharmacological Pain Control in Chronic Pain and Osteoarthritis. Altern Ther Health Med. 2018;24(5):8-10.
52. Stemberger R, Kerschan-Schindl K. Osteoarthritis: physical medicine and rehabilitation--nonpharmacological management. Wien Med Wochenschr. 2013;163(9-10):228-35.
53. Alfredo PP, Bjordal JM, Dreyer SH, Meneses SR, Zaguetti G, Ovanessian V, et al. Efficacy of low level laser therapy associated with exercises in knee osteoarthritis: a randomized double-blind study. Clin Rehabil. 2012 Jun;26(6):523-33.
54. Hegedus B, Viharos L, Gervain M, Gálfi M. The effect of low-level laser in knee osteoarthritis: a double-blind, randomized, placebo-controlled trial. Photomed Laser Surg. 2009 Aug;27(4):577-84.

55. Langella LG, Casalechi HL, Tomazoni SS, Johnson DS, Albertini R, Pallotta RC, et al. Photobiomodulation therapy (PBMT) on acute pain and inflammation in patients who underwent total hip arthroplasty — a randomized, triple-blind, placebo-controlled clinical trial. Lasers Med Sci. 2018;33(9):1933-40.
56. Lopes LAB, Alvarez C, Campos TYTB, Paolillo FR, Bagnato VS. Synergistic effects of vacuum therapy and laser therapy on physical rehabilitation. J Phys Ther Sci. 2019;31(7):598-602.
57. WALT. Recommended treatment doses for Low Level Laser Therapy. April/2010. Available at: http://waltza.co.za/wp-content/uploads/2012/08/Dose_table_904nm_for_Low_Level_Laser_Therapy_WALT-2010.pdf.

ÍNDICE REMISSIVO

Entradas acompanhadas por um *f* em itálico ou **q** em negrito indicam figuras e quadros, respectivamente.

A
Adenosina
 monofosfato
  cíclico, 4
Aderência
 cicatricial, 111
 tecidual, 56
Analgesia, 2
Arndt-Schultz
 lei de, 1
Assoalho pélvico
 músculos do (MAP), 75
Associação Internacional para o Estudo da Dor (IASP), 105
Ayre
 espátula de, 31
  utilização da, *32f*

B
Bacilos
 de Döderlein, 9
Bartholin
 glândula de, 60
Braquiterapia, 13
 aplicadores de, *26f*
 classificação, 13
 de alta taxa de dose, 25
 de contato, 14
 indicação, 14
 vantagem, 14

C
Canais
 iônicos, 4
  receptores
   transientes dos, 4
  responsividade
   alterações na, 4

Câncer
 ginecológico, 25
  tratamento do, 25
 pélvico, 13
Cateter
 de Foley, *85f*
Complexo lombopélvico-quadril, 134
 desordens musculoesqueléticas do, 131, 134
  mais comuns, **135q**
  mecanismo de ação, 136
  que podem aumentar a dor, **135q**
Crioterapia
 aplicação de, *85f*
Criptocromos
 definição, 4
Critérios de Nantes, 116
Critérios de Roma, 119

D
Desordens
 musculoesqueléticas
  do complexo lombopélvico-quadril, 131, 134
   dor lombar, 136
   dor no quadril, 140
   dor pélvica, 136
   FMB nas, **147q**
   osteoartrite, 142
Diodos Emissores de Luz, 1
Disfunções sexuais
 femininas, 69
  aplicabilidade, 76
  características, 69
  classificação, **69q-72q**
  fisiopatologia, 73
   musculogênica, 75
   neurogênica, 74
   vasculogênica, 73
  origem, 69

Dispositivos, 65
　extracavitários, 65
Dor
　anorretal, 119
　　causas, 119
　　　grupos de, 119
　　diagnóstico, 124
　　distúrbios estruturais, 126
　　　fissura anal, 126
　　distúrbios funcionais, 119
　　　proctalgia crônica, 119
　　　proctalgia fugaz, 125
　　　　características da, 126
　　etiologia, 125
　lombar, 136
　　crônica, 137
　　fotobiomodulação na, 137
　　　exemplos de aplicação de, 137, **138q, 139q**
　　incidência, 136
　　tratamento, 136
　no quadril, 140
　　causas, 140
　　disfunções, 140
　　lesões, 140
　pélvica
　　miofacial, 111
　　　origem, 111
　　　　musculoesquelética, 136
　　　　　definição, 136
　　　　　diagnóstico, 136
　　　　　etiologia, 136
　　　　síndrome da, 111
　　　　tratamento para, 113
　perineal
　　em uroginecologia, 105
　　　após o parto por cesariana, 108
　　　após o parto vaginal, 107
　　　neuralgia
　　　　do nervo pudendo, 114
Dosimetria
　na fotobiomodulação, 6
　　adequada, 6
　　da luz, 6
　　nível de inibição, 7
Douglas
　saco de, 9

E
Edema
　genital, 79
　　avaliação, 81
　　　em gestantes, 81

　　exames
　　　de imagem, 81
　　　laboratoriais, 81
　　hábitos de vida
　　　investigar, 81
　　história clínica, 81
　　etiologias, 81
　　　ginecológicas, 81
　　　infecciosas, 81
　　　inflamatórias, 81
　　　obstétricas, 81
　　　oncológicas, 81
　　etiopatogenia, 80
　　　causas, 80
　　　definição, 80
　　　patogênese, 81
　　　sintomas, 80
　　lesões bolhosas, *83f*
　　tratamento, 84
　　　condutas farmacológicas, 85
　　　fotobiomodulação, 86
Energia
　eletromagnética, 1
　　absorvida, 1
　luminosa
　　vermelha, 1
Episiotomia, *51f*
　laceração perineal, 51
　　definição, 51
　　fotobiomodulação, 56
　　indicação, 52
　　tipos de, *52f*
　　　técnica dos, *53f*
Eritema
　avaliação, 47
Escala
　análogo-visual, *46f*
　de catastrofização da dor, **107q**
　de faces, *106f*
　LENT SOMA, 31
　visual analógica, *105f*
　　de cores, *106f*
Espátula
　de Ayre, 31
Estado
　redox, 5
　　do tecido, 5
Estenose
　vaginal, 25
　　incidência da, 26, 28
　　induzida por radioterapia, 26
　　palidez da mucosa, 29
　　　classificação, **29q**

telangiectasias, 30
prevenção e tratamento, 31, 32
  dilatação vaginal, 33
  fotobiomodulação, 34
    benefícios clínicos da, 34
    cluster extracavitário, 34
  radioterapia pélvica, 32
Estresse
  oxidativo, 5
  nível do, 7
Estrogênio, 59
  tipos de, **59q**

F

Fator de Crescimento Transformador, 4
  beta, 4
Fator de Crescimento Endotelial Vascular (VEGF), 5
Fibras
  de colágeno, 5
Fibrose
  radioinduzida, 13, 20, *21f*
    definição, 20
    mecanismo da lesão, 20
Fissura
  anal, 126, *127f*
    desenvolvimento, 126
    diagnóstico, 127
    fisiopatologia, 128
    fotobiomodulação na, 128
    manifestação, 126
    ocorrência, 126
    tratamento, 127
      tópico, 127
Foley
  cateter de, *85f*
Fotobiomodulação (FBM), 133
  aplicação no quadril, 142
  com *laser*, 47
  princípios da, 1
    aplicações, *7f*
    definição, 1
    dosimetria, 6
    efeitos moleculares, 1
    mecanismo de ação, 1
  sobre a mucosa vaginal, *48f*
    achados histológicos, 56
Fototerapia, 131

G

Godet
  sinal de, 83

H

Hematoma
  vulvar, *84f*
Hipoestrogenismo, 59, 60
Histerômetro, 31

I

Imunidade
  celular, 2
  humoral, 2
Índice de Maturação Vaginal (IMV), 63
Índice de Saúde Vaginal, 61, **62q**
Ingurgitamento
  vulvovaginal, 73
Irinotecan, 44
Irradiação
  externa, 13
  interna, 13
  parâmetros de, **148q-149q**
Irradiância
  fator, 6
  tempo de, 6

L

Laceração
  perineal, *54f*
    episiotomia, 51
      cicatrização adequada, 52
Lambert-Beer
  lei de, 3
Laser
  cirúrgico, 1
  de rubi, 1
  fotobiomodulação com, 47
Laserterapia, 1
LED
  azul
    dispositivo de, *64f*
    extracavitário, *49f*
Lei
  biofísica
    de Arndt-Schultz, 1
  de Lambert-Beer, 3
LENT SOMA
  escala, 31
Linfedema
  genital
    e de membros inferiores, 91
      desenvolvimento do, 91, 98
      estadiamento, 91
      fases, 92
      linfangiogênese, 99
        mecanismos da, 99

linfonodectomia, 99
parâmetros, 100
   comprimento de onda, 100
   mecanismo de ação, 100
   uso da fotobiomodulação, 100
      exemplo de aplicação, *101f*
secundário, 99
sobrevida, 91
tipos de, 92
volume, 92
   cálculo do, 93
Lubrificação
vaginal, 60

M
Matriz Extracelular
presença de, 3
Melanopsina, 4
Menopausa
estrogênio na, 73
níveis de, 73
Metaloproteinase, 5
Microambiente
tecidual, 2
Mucosa
histologia normal, 9
e alterações
   pós-radioterapia, 9, 11
      mucosa vaginal *vs.* mucosa anal *vs.*mucosa oral, 10
Mucosite
anal e vaginal, 39
decorrente de terapia antineoplásica, 39
   fases, 39
   incidência, 39
   parâmetros, 47
   patogênese, 39
   sintomas, 39
   tratamento
      oncológico, 43
      quimioterápico, 44
do trato gastrointestinal, 39
sintomas, 39

N
Necrose
tecidual, 17
Neoplasia
maligna, 13
tratamento, 13
Nervo(s)
hipogástrico, 74
plexos neurais, 76

pudendo, 74
área de inervação do, 116
neuralgia do, 113
   aprisionamento, *116f*
   causa, 115
   diagnóstico, 116
      critérios de Nantes, 116
   etiologia da, 115
Neuralgia
genitofemoral, 110

O
Onda
das luzes, *2f*
   vermelha, *2f*
   e infravermelha, *2f*
Organização Mundial da Saúde (OMS), 45, 108
Osteoartrite, 142
definição, 142
fotobiomodulação na, 142
   efeitos analgésicos, 142
tratamento
   conservador, 142
Osteoprotegerina
ligante da, 5
Óxido
nítrico, *2f*
   fotodissociação do, 4
   sintase (NOS), 4
Oxigênio
consumo de, 4

P
Parto
por cesariana, 108
   dor perineal após, 108
      aplicação de FMB, 109
      efeito analgésico, 109
      neuralgia genitofemoral, 110
vaginal
   dor perineal após o, 107
      mecanismos de regeneração, 108
Poiquilodermia, 17
Proctalgia
crônica, 119
   abordagem terapêutica, 121
   características, 119
   definição, 119
   exame físico, 121
      manometria anorretal, *122f*
   sintomas, 121
fugaz, 125
   características da, 126

critérios de Roma, 125
definição, 125
dor na, 126
Proteína
G, 5

Q
Quadril
dor no, 140
aplicação de FBM na, **141q**
casos clínicos, 143-145
Quimioterapia
sensibilizante, 14

R
Radiodermite
e fibrose radioinduzida, 13
aguda, 15
classificação, **15q**
tratamento, 16
crônica, 17
alterações da, 17
fotobiomodulação
na prevenção e tratamento, 17
definição, 15
mecanismo de desenvolvimento, 15
pélvica, *16f*
reação cutânea, 16
riscos de reinfecção, 17
Radioterapia
alterações após, 11
efeitos adversos, 14
fatores de risco, 14
guiada por imagem, 13
pélvica, 44, 60
Região
anal, 10
pélvica, 105
dores na, 105
Reparo
tecidual, 2, 7
descrição do, 55
processo de, 55
Resposta
sexual, *77f*
feminina, *77f*
Ressonância Nuclear Magnética, 13
Restos
celulares, 5
remoção de, 5
Roma
critérios de, 119

S
Saco
de Douglas, 9
Sinal
de Godet, 83
Síndrome
do levantador do ânus, *124f*
tratamento, *124f*
geniturinária, 59
abordagem terapêutica, 63
avaliação funcional, 63
características, 59, 61
definição, 59
diagnóstico, 59, 61
dispositivos extracavitários, 65
estrogênio, 59
tipos de, **59q**
fisiopatologia, 60
fotobiomodulação, 64
hipoestrogenismo, 59
Índice de Maturação Vaginal, 63
Índice de Saúde Vaginal, 61, **62q**
modalidades terapêuticas, 63
sinais e sintomas, 61
Sociedade Internacional para o
Estudo da Saúde Sexual das Mulheres
(ISSWSH), 59
Sociedade Norte-Americana
da Menopausa, 59
Soft Laser, 1
Succinato
desidrogenase, 4
Superóxido
dismutase (SOD), 4

T
Telangiectasias
aparecimento de, 17
classificação, **30q**
definição, 30
tratamento, 19
Teleterapia, 13
indicação, 14
Terapia
antineoplásica, 39
Tomografia Computadorizada, 13
Trauma
perineal, 52
classificação do, **54q**

U
Ulceração
avaliação, 47

Ultrassonografia, 13
Uroginecologia
   dor perineal em, 105
UVA, 4

V
Vaginismo, 74
   fotobiomodulação
      aplicada no, 76
Vaginite
   atrófica, 59

Vias
   de sinalização, 5
Vulvodínia, 74

X
Xerose
   cutânea, 17

Z
Zona
   intermediária, 10
   profunda, 9
   transcisional, 11